ÉTUDE

SUR LES

POLYPES DU LARYNX

CHEZ LES ENFANTS

ET EN PARTICULIER

SUR LES POLYPES CONGÉNITAUX

PAR LE Dr A. CAUSIT

De Castillon-sur-Dordogne (Gironde),

ANCIEN INTERNE EN MÉDECINE ET EN CHIRURGIE DES HÔPITAUX DE PARIS,
LAURÉAT DES HÔPITAUX,
MEMBRE DE LA SOCIÉTÉ ANATOMIQUE,
MEMBRE DE LA SOCIÉTÉ MÉDICALE D'OBSERVATION,
ANCIEN ÉLÈVE LAURÉAT DE L'ÉCOLE DE MÉDECINE DE BORDEAUX

AVEC 5 PLANCHES ET 26 FIGURES LITHOGRAPHIÉES

PARIS

GERMER BAILLIÈRE, LIBRAIRE-ÉDITEUR

17, RUE DE L'ÉCOLE-DE-MÉDECINE, 17.

Londres
Hipp. Baillière, Regent street.

New-York
Baillière brothers, 440, Broadway

MADRID, C. BAILLY-BAILLIÈRE, PLAZA DEL PRINCIPE ALFONSO, 16

1867

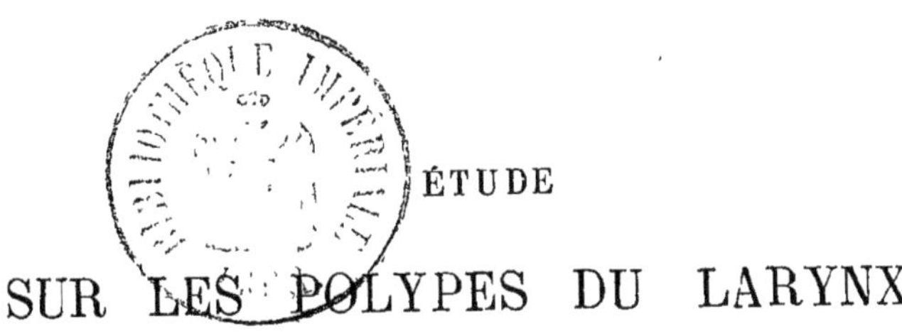

ÉTUDE

SUR LES POLYPES DU LARYNX

CHEZ LES ENFANTS

ET EN PARTICULIER

SUR LES POLYPES CONGÉNITAUX

ÉTUDE

SUR LES

POLYPES DU LARYNX

CHEZ LES ENFANTS

ET EN PARTICULIER

SUR LES POLYPES CONGÉNITAUX

PAR LE Dr A. CAUSIT

De Castillon-sur-Dordogne (Gironde),

ANCIEN INTERNE EN MÉDECINE ET EN CHIRURGIE DES HÔPITAUX DE PARIS,
LAURÉAT DES HÔPITAUX,
MEMBRE DE LA SOCIÉTÉ ANATOMIQUE,
MEMBRE DE LA SOCIÉTÉ MÉDICALE D'OBSERVATION,
ANCIEN ÉLÈVE LAURÉAT DE L'ÉCOLE DE MÉDECINE DE BORDEAUX

AVEC 5 PLANCHES ET 26 FIGURES LITHOGRAPHIÉES

PARIS

GERMER BAILLIÈRE, LIBRAIRE-ÉDITEUR
17, RUE DE L'ÉCOLE-DE-MÉDECINE, 17.

Londres
Hipp. Baillière, Regent street.

New-York
Baillière brothers, 440, Broadway

MADRID C. BAILLY BAILLIÈRE, PLAZA DEL PRINCIPE ALFONSO, 16

1867

ÉTUDE

SUR LES POLYPES DU LARYNX

CHEZ LES ENFANTS

ET EN PARTICULIER SUR LES POLYPES CONGÉNITAUX.

L'essence de ces tumeurs est la même, indépendamment de la figure : ce n'est que la diversité des lieux où elles naissent qui les différencie.
(LEVRET, p. 256.)

INTRODUCTION.

L'histoire des maladies du larynx n'a fait de grands progrès que depuis quelques années. Grâce au perfectionnement des procédés d'exploration, le diagnostic des tumeurs du larynx a pris un degré de certitude qu'il était loin d'avoir. D'autre part, la chirurgie s'est enrichie de plusieurs modes de traitement qui ont heureusement modifié les statistiques.

Ces affections qu'on confondait autrefois sous le nom d'*esquinancies laryngées* forment aujourd'hui plusieurs groupes bien distincts.

Les polypes du larynx dont nous abordons l'étude chez les enfants, sont compris parmi les tumeurs que les anciens nommaient *angines polypeuses* ou *angines bronchocéliques* (1), angines causées par des tumeurs de diverse nature « placées près de la gorge. »

Le siége de la lésion n'est pas encore bien déterminé, et, dans les auteurs du dix-huitième siècle, on trouve le plus souvent les polypes

(1) Boissier de Sauvages, *Nosologie méthodique*, trad. Gouvion, t. IV, p. 443.

désignés vaguement sous le nom de *polypes de la gorge*. Levret (1), Desault (2), Bichat (3) et quelques autres écrivains ont employé ce mot.

On chercherait vainement dans les vieux recueils d'observations quelque chose de précis sur les tumeurs du larynx ; il semble que toujours on ait attribué les morts subites par suffocation à des phénomènes nerveux. Pour M. Guersant (4) les affections des voies respiratoires avec symptômes nerveux, adynamiques ou ataxiques, doivent être rangées parmi les affections qu'il désigne sous le nom de *pseudo-croups* simples et compliqués. A quoi correspond réellement le pseudo-croup? Que sont toutes ces variétés d'angines dont nous parlent les anciens? Que faut-il penser du croup chronique? Enfin quels rapports toutes ces affections infantiles peuvent-elles avoir avec les polypes du larynx jusqu'alors méconnus? C'est ce qu'il serait bien difficile de dire. Les observations de Tulpius, de Wichmann, de Vieusseux, de Lawrence et tant d'autres souvent citées sont discutables, et peuvent se rapporter soit au croup, soit à des polypes, soit à quelque autre affection du larynx, sans qu'il soit possible de conclure bien sûrement en faveur de l'une ou de l'autre des hypothèses émises (5).

Ce fut Lieutaud (6) qui, le premier, signala la présence de polypes dans les voies respiratoires : dans deux autopsies il rencontra « un corps polypeux en grappe, à la partie supérieure de la trachée, inséré par un pédicule unique et particulier, qui permettait au polype de flotter. » L'un de ces corps fut observé chez un adulte,

(1) *Observations sur la cure radicale de plusieurs polypes de la matrice, de la gorge et du nez*, in-8°, Paris, 1749, p. 293.

(2) *Réflexions et observations sur la cure des polypes*, ap. *Journal de chirurgie de Desault*, Paris, 1792, t. IV, p. 283.

(3) *Œuvres chirurgicales*, Ed. Bichat, in-8°, Paris, 1798, t. II, p. 228.

(4) *Dict. en* 21 *vol.*, v° *Croup*. T. VI, p. 211. Paris, 1823, in-8°.

(5) L'observation recueillie par M. Rogeris sur un enfant de deux ans et demi nous laisse également des doutes. Il est possible néanmoins que la *matière d'un blanc sale, filante, un peu plus épaisse que le pus ordinaire*, qui tapissait la trachée, et dont une petite quantité fut retrouvée dans l'estomac, que cette matière, dis-je, ait constitué un vrai polype. Les symptômes nous autorisent à le supposer. On verra d'ailleurs, plus loin, que certains polypes blanchâtres n'offrent au doigt que très-peu de résistance et sont formés d'une sorte de pulpe très-molle. (Cf. *Journal général de médecine*, t. XXXVIII, ann. 1810, p. 133.)

(6) *Historia anatomo-medica*, in-4°, Paris, 1767. Observ. 63 et 64.

l'autre chez *un enfant de douze ans*. Il a semblé à plusieurs auteurs (Trousseau et Belloc, Alb. Ehrmann), d'après une expression de Lieutaud, que le polype observé simulait pendant la vie des symptômes de phthisie.

Desault, Dupuytren, Pelletan, Albers, MM. Andral, Rayer, et bien d'autres observateurs ont recueilli d'autres cas de polypes du larynx, réunis dans l'ouvrage classique de M. Ehrmann, doyen de la faculté de médecine de Strasbourg (1). Nous citerons parmi les auteurs qui ont étudié les polypes du larynx chez les enfants, M. Dawosky, dont l'observation fut publiée dans le journal d'Hufeland en 1835 (2); M. Albert Ehrmann, qui, dans sa thèse inaugurale (1842), a rapporté une observation recueillie par son père sur un jeune garçon, M. Ogle dont le fait est analysé dans les actes de la Société pathologique de Londres (t. IV), enfin MM. Schultz et Ruef, dont les deux cas ont paru dans la belle monographie du professeur C. H. Ehrmann. Depuis la publication de cet ouvrage qui inaugure, suivant l'expression de M. Verneuil, une nouvelle période dans l'histoire de ces productions morbides, M. Green en a fait connaître quatre nouveaux exemples recueillis en Amérique, par MM. Chesmann, Watson, Parker et par lui-même (3). En Allemagne, M. Rokitanski en a observé trois cas que l'on trouve dans le journal de la Société des médecins de Vienne (4) M. Lewin en a publié quatre dans *la Clinique* (5). Enfin, M. Victor V. Bruns en donne, dans son grand traité de Laryngoscopie, deux observations fort développées et très-intéressantes (6). Nous devons également une mention toute spéciale aux remarquables écrits de MM. Duncan-Gibb (7) et Mackensie (8) qui nous en ont

(1) *Histoire des polypes du larynx*, 1 vol. in-f. Strasbourg, 1851.

(2) Vol. LXXX, 2e part. p. 78.

(3) *On the surgical treatment of polypi of the larynx and œdema of the glottis*, in-8°, New-York, 1852.

(4) *Zeitschrift der K. K. Gesellschaft der Aerste zu Wien*, 1851.

(5) *Ueber Neubildungen der Khelkopfes* (*Deutsche Klinik*, 1862, nos 12-26).

(6) *Die laryncoskopie und die laryngoskopische chirurgie*, 1 vol. in-8°, avec atlas. Tübingen, 1865.

(7) *On diseases of the throat and windpipe*, in-8°, 2e édit. London, 1864.

(8) *Du laryngoscope et de son emploi dans les maladies de la gorge*, trad. Nicolas, br. in-8°, Paris, 1867.

fourni chacun quatre cas. Enfin, un éminent praticien russe, M. le docteur Rauchfuss, médecin de la maison des Enfants-Trouvés à Pétersbourg, a bien voulu nous communiquer cinq observations inédites; notre excellent collègue M. Th. Anger nous en a fait connaître une autre; et M. le docteur Krishaber, un spécialiste distingué, nous a adressé deux observations tirées de sa pratique. Si l'on joint à ces trente-quatre cas, ceux que MM. Ryland, Barker, Walker, en Angleterre; Gilewski, et Türck en Autriche; Voltolini, à Breslau; Tourdes, à Strasbourg; Ch. et A. Dufour, R. Maisonneuve, Bouchaud, à Paris, ont successivement rapportés, et celui que nous avons fait paraître dans la *Gazette des Hôpitaux* du 17 mai 1866, on arrive au chiffre total de quarante-six observations(1), dont huit complétement nouvelles. En groupant ces faits, nous avons eu pour but de faire connaître dans tous ses détails une affection dont la rareté, chez l'enfant, n'est pas aussi grande qu'on le croyait avant la laryngoscopie, et qui faisait jusqu'ici tant de victimes. Nous nous sommes surtout efforcés de donner au diagnostic et à la symptomatologie des tumeurs du larynx la plus grande précision possible, et de vulgariser les procédés de traitement employés aujourd'hui par les chirurgiens étrangers. Dans ce but nous avons fait traduire les principaux écrits publiés dans ces derniers temps sur la matière, en anglais et en allemand.

Les correspondances que nous avons eues avec plusieurs médecins étrangers, M. Bennett, Duncan-Gibb, Morell Mackensie, Rauchfuss, Pagenstecher, M. Schmidt et Gouley nous ont permis de rendre nos recherches aussi complètes que possible. M. le docteur Rauchfuss, en particulier, non-seulement a mis beaucoup d'empressement à nous fournir des faits nouveaux, mais encore nous a honoré de la communication de détails pratiques très-intéressants concernant le sujet de ce travail. Nous remercions vivement ces médecins distingués ainsi que MM. les professeurs Ehrmann et Tourdes de Strasbourg, M. Quissac, professeur agrégé à la faculté de Montpellier et plusieurs médecins spécialistes de Paris,

(1) Nous avons donné en tête de chaque observation les indications bibliographiques qui la concernent.

MM. Mandl, Fauvel, Moura-Bourouillou, Guillaume et Fournié. M. le docteur Krishaber a été d'une obligeance excessive en se mettant tout entier à ma disposition pour les recherches dans la littérature allemande, et en me faisant part des résultats de sa pratique.

Deux de mes excellents collègues et amis, MM. Folet et Colas, surtout ce dernier, se sont chargés de compulser les ouvrages anglais ou américains ; je ne saurais leur en exprimer une trop grande reconnaissance.

Je dois aussi des remercîments tout particuliers à mon très-cher et savant ami, M. Ernest Hamy, dont j'ai mis à profit l'érudition et en qui j'ai trouvé un dessinateur aussi habile que consciencieux.

CHAPITRE PREMIER

ANATOMIE PATHOLOGIQUE.

On rencontre, chez les enfants atteints de polypes, les mêmes tissus pathologiques que chez les adultes, mais le nombre des variétés observées est beaucoup plus restreint. Tous les polypes laryngiens qu'on a étudiés jusqu'ici dans les premiers âges de la vie, sont formés par des éléments éphithéliaux, papillaires ou fibreux; nous n'avons pas à nous occuper ici de la structure de ces tumeurs qui ne diffère pas de celle qu'elles peuvent présenter en d'autres points de l'économie. Dans un grand nombre de cas, malheureusement, la nature de la tumeur n'est pas indiquée d'une manière assez précise, cependant dans une vingtaine d'observations elle ne saurait être contestée.

Les polypes *épithéliaux* (*épithéliomes, cancroïdes, faux cancers*), sont de beaucoup les plus nombreux; viennent ensuite les *papillomes* et les *fibromes*. Nous ne trouvons que trois cas de polypes fibreux (obs. XXIII, XXIV et XLI et pl. III, fig. 1 à 5,) et encore la nature est-elle établie d'après les apparences extérieures et d'après la consistance ferme de la tumeur, plutôt que d'après un examen microscopique. Les polypes *fibreux* se présentent ordinairement sous la forme de tumeurs circonscrites, uniques, pédiculées, globuleuses (pl. III, fig. 5), ou ovoïdes (fig. 4), quelquefois frangées et comme festonnées. Elles ont le plus souvent une consistance ferme et ne présentent aucune tendance à l'extension.

Les polypes *épithéliaux* et les *papillomes* sont au contraire rarement circonscrits, le plus souvent multiples, sessiles ou pédiculés, d'une consistance molle, et leur tendance à l'extension est parfois très-marquée. Ces tumeurs ne sont arrivées à l'ulcération que dans quelques cas assez rares (obs. XL, etc.). Leur *siége de prédilection* est sur les cordes vocales inférieures, notamment sur leur face supérieure près du bord libre, très-rarement à la face inférieure; il est remarquable que ces végétations papillaires sont plus fréquentes à la moitié antérieure qu'à la moitié postérieure des cordes vocales; on les rencontre assez souvent aussi à l'angle antérieur de réunion des vraies cordes vocales. Certains auteurs, M. Klebs (1) en particulier, expliquent ce siége de prédilection par la disposition particulière de ces cordes pendant leurs vibrations; suivant lui, dans la phonation, quand le ton varie peu, il se forme à cette place un point nodal des vibrations sonores, ce qui explique l'influence *pathogénique* de cette disposition physiologique.

Les ventricules du larynx et l'épiglotte sont, après les cordes vocales inférieures, les parties du larynx le plus souvent affectées. Les tumeurs papillaires sont beaucoup plus rares aux bords libres et à la face supérieure des cordes vocales supérieures.

Les replis aryténo-épiglottiques, les cartilages aryténoïdes et la paroi postérieure de la surface interne du larynx viennent en dernier lieu dans l'ordre de fréquence; les résultats de l'analyse de nos observations sont d'accord avec ceux qu'indique M. Bruns (2), dans son traité sur la chirurgie laryngoscopique du larynx. D'après cet auteur, ces tumeurs se montrent, au commencement, comme des éminences blanchâtres, petites, longues de quelques millimètres, les unes filiformes, les autres grenues; elles sont tantôt isolées et tantôt groupées ensemble, provenant d'une origine commune; quelques-unes débutent sous forme de petites plaques mamelonnées sans limites bien tranchées et recouvertes d'une muqueuse normale. Ce n'est que plus tard, quand le développement est plus avancé, que leur limite devient tranchée et que leur surface est granulée et papillomateuse. La *rapidité de leur développement* est très-variable; chez quelques malades on peut déjà remarquer avec certitude un accroissement, après quelques semaines et même après quelques jours; chez d'autres, on ne le constate qu'après des mois et des

(1) *Arch. de Virchow*, février 1867, pag. 202 et suiv.; je dois la traduction de l'article de Klebs à l'obligeance de mon collègue, M. Bottentuit.

(2) *Op. cit.*, pag. 137 et 138

années. Quand ces tumeurs se développent, on voit en divers endroits de la surface des éminences granulées ou pointues, ou mamelonnées, lobulées, etc. La masse entière a un *aspect* très-variable, ce qui fait que les différents observateurs ont comparé ces tumeurs à des choux-fleurs, à des grappes de raisin, à des crêtes de coq, à des verrues, à un gazon serré, etc.

Toutes ces formations ont une *couleur* blanchâtre ou gris sale; parfois elles sont rougeâtres quand elles sont vasculaires.

Leur *consistance* n'est pas grande, quelques-unes sont même très-friables, de sorte qu'on peut les écraser facilement avec des instruments mousses et les enlever ainsi par fragments; parfois même certaines parties de ces tumeurs se détachent spontanément dans les efforts de toux.

Ces tumeurs papillaires ont rarement une *origine* unique, ordinairement elles s'implantent à différents endroits de la surface interne du larynx, à des distances variables, jusqu'à ce qu'enfin, dans les cas les plus graves (obs. XIII), elles remplissent toute la cavité du larynx qu'elles rendent imperméable, même à la plus petite bulle d'air.

Quoique le plus souvent les tumeurs papillaires se présentent sous la *forme* de végétations ayant des points d'implantation multiples sur la surface interne du larynx, de façon à représenter une masse grenue ou un gazon serré, il arrive assez souvent, cependant, que ces tumeurs soient isolées et bien distinctes.

Dans 15 de nos observations, nous trouvons qu'il existait une ou deux tumeurs mamelonnées bien circonscrites, quelquefois tout à fait isolées; d'autres fois, accompagnées de petites végétations en voie de développement.

Le *volume* de ces végétations et de ces tumeurs est très-variable : depuis celui d'un grain de millet, d'une lentille, à celui d'un pois ou d'une noisette.

Les tumeurs papillaires du larynx présentent assez souvent une large base d'implantation, mais il n'est pas rare de les voir pédiculées. Dans 12 de nos observations, nous trouvons que la tumeur a un pédicule distinct, tantôt arrondi, tantôt aplati de haut en bas ou en travers. Ce pédicule est plus ou moins long, et lorsqu'il s'implante au-dessus de la glotte ou dans un des ventricules, il permet à la tumeur une mobilité parfois très-grande, surtout dans le sens vertical, de sorte que la tumeur fait éprouver au malade différentes sensations, comme celle d'une soupape, d'un bouchon, etc. Cette mobilité lui permet de tomber, dans certains moments, dans la glotte, de s'y enclaver, pour ainsi dire, et de s'en dégager ensuite quand le malade change de position. Quand son volume est assez considérable, elle frotte contre les parois du larynx et produit une rudesse, un sifflement de la respiration qu'on entend parfois à distance et qui est toujours perceptible à l'auscultation.

En dehors de la *production morbide*, les différentes parties du larynx sont saines ainsi que la trachée, les poumons et les autres organes, à moins de complications ou de maladies intercurrentes dont on trouvera naturellement les lésions. Cependant, dans l'obs. II, on peut voir que Lewin constata au laryngoscope les signes physiques d'une hypérémie chronique du larynx qui, d'après lui, serait fréquente et due aux efforts que le malade fait pour se faire entendre.

Les *lésions accessoires* qui se trouvent indiquées dans nos observations sont : la *bronchopneumonie*, 2 fois; la *tuberculisation des poumons, de la rate, du foie* et *des ganglions mesentériques*, 1 fois; l'*emphysème des poumons*, 3 fois; une *pleurésie double aiguë*, 1 fois; le *catarrhe laryngé et pharyngé*, 1 fois; l'*épaississement* et l'*œdème des replis aryténo-épiglottiques et de l'épiglotte*, 2 fois; la *pharyngite granuleuse*, 1 fois; l'*hypertrophie des amygdales*, 2 fois.

Il est étonnant de ne trouver mentionné que 3 fois l'*emphysème pulmonaire*, et nullement, la dilatation des bronches; car, en considérant, d'une part, la lenteur de développement des polypes du larynx; et, d'autre part, ce qui se passe dans les autres parties du corps où un conduit est rétréci, on est porté à croire que ces lésions doivent être plus fréquentes.

CHAPITRE II.

ÉTIOLOGIE.

Les causes dont nous allons parler dans ce chapitre ne sont, pour la plupart, que *prédisposantes ;* elles ont rapport à l'*âge*, au *sexe*, au *tempérament*, aux *diathèses*, à l'*hérédité* et aux *conditions sociales;* d'autres causes ont une influence moins éloignée et seraient même *efficientes*, d'après les auteurs allemands; dans ce dernier groupe, se rangent le *refroidissement,* les *saisons* et surtout les *fièvres éruptives.*

Age. — Sur les 46 cas que nous réunissons dans ce travail, l'âge manque complétement une fois dans l'obs. VI, qui est plutôt une note anatomo-pathologique qu'une véritable observation (1). Dans deux autres cas (obs. XLIV et XLVI), il est dit que l'aphonie date de l'enfance, sans que les auteurs mentionnent s'ils entendent par là la première ou la seconde enfance. Sur les 44 observations qui restent, nous trouvons 26 cas de la seconde enfance (de 2 à 12 ou 15 ans), 7 cas de la première enfance (de la naissance à 2 ans) ; et, enfin, 10 cas qui datent de la naissance et qui sont, par conséquent, *congénitaux*. M. Duncan Gibb est, nous le croyons (du moins, d'après les recherches que nous avons faites aussi complètes que possible), le premier auteur qui signale, dans un traité classique, l'existence *des polypes congénitaux du larynx* (*Discases of the throat and Wind pipe*, London, 1864; p. 333); seulement les trois observations qu'il rapporte (obs. III, obs. IV,

(1) L'autres observations, aussi incomplètes, se trouvent dans le recueil que nous donnons à la fin de ce travail; nous croyons devoir les reproduire, courtes qu'elles soient, persuadé que dans une maladie dont les faits sont disséminés, les moindres détails sont utiles.

obs. V) sont évidemment postérieures, par leur date, aux observations de Barker et de Lewin (obs. I et II). Nous ne connaissons pas d'observation de polype congénital du larynx antérieure à celle de Barker (octobre 1854). Henry Gray (1), dans le *System of surgery de Holmes*, parle, à propos des tumeurs du larynx, de l'existence des polypes de cet organe pendant la vie intra-utérine, il dit que *cette affection* (les polypes laryngiens) *semblerait quelquefois congénitale, car on rapporte des cas dans lesquels la dyspnée a existé depuis la naissance*. Mais Gray ne donne aucun fait à l'appui de ce qu'il avance, de sorte qu'il est impossible de savoir s'il fait allusion à d'autres observations que celles que nous produisons plus loin.

En faisant le relevé de nos observations au point de vue de l'âge nous n'avons considéré comme polypes congénitaux du larynx que ceux qui, par leur début, remontaient d'une façon bien nette à la naissance, et nous avons laissé tous les cas douteux en dehors de notre statistique, mais nous sommes persuadés que, dans plusieurs de ces derniers cas, le produit pathologique du larynx existait à la naissance, car, la plupart du temps, l'attention des parents ou des assistants n'a été éveillée que lorsque les symptômes avaient déjà acquis beaucoup d'intensité et même de la gravité chez des enfants encore très-jeunes.

Par suite de la même cause d'erreur, beaucoup de polypes qui avaient commencé à se produire dans la première enfance sont indiqués seulement à une époque plus ou moins avancée de la seconde. Nous croyons aussi que, dans plusieurs cas, les polypes ont été méconnus, nous ne dirons pas à leur début, mais même à une époque avancée, alors qu'ils produisaient des accès de suffocation qui ont été pris pour des accès de croup (obs. XIV, XXVI et XXXIII).

Ces accès, étant probablement dus au corps étranger du larynx et étant signalés, dans quelques cas, à un âge peu avancé, n'est-il pas presque certain que le début remonte, sinon à la première enfance, au moins à une époque voisine de celle-ci ?

Nous insistons sur ces détails, parce que nous croyons que, dans

(1) A. Dufour, *Études cliniques sur les polypes du larynx développés avant la naissance et dans la première enfance;* broch. in-8°, Paris, 1867, p. 4.

notre statistique, la proportion pour la seconde enfance est peut-être plus forte qu'elle ne doit l'être en réalité et qu'elle le sera par la suite lorsqu'on possédera des faits plus rigoureux.

M. Duncan réunit dans son ouvrage 31 cas de polypes du larynx dont 13 appartiennent à l'enfance, mais l'âge n'est indiqué que dans 4 de ceux qui appartiennent à ce dernier groupe; toutefois, le même auteur, dans une correspondance manuscrite, émet l'opinion qu'environ huit de ces polypes sont congénitaux. Dans le grand ouvrage de M. Middeldorpf, nous trouvons 64 cas de polypes du larynx parmi lesquels il faut en éliminer immédiatement 29, l'âge n'étant indiqué que dans 35 cas ; — parmi ces 35 cas, il y a huit enfants dont un seul dans la première enfance.

Dans la thèse de M. Reichelt, nous trouvons 59 autres cas de polypes du larynx ; pour 37 seulement l'âge est indiqué; il y en a 3 de la première enfance et 6 de la seconde. Enfin M. Kohler (1), d'après 14 cas qu'il a choisis dans divers auteurs, dit que la maladie peut se rencontrer à tous les âges de la vie, mais que près de la moitié des cas se rapportent à l'enfance, ce qui est d'accord avec les observations de Lebert.

Sexe. — Tous les auteurs qui ont traité des polypes du larynx en général signalent la plus grande fréquence de ces tumeurs chez les hommes que chez les femmes; M. Kohler indique la proportion de 9 à 4 sur 13 cas où le sexe est indiqué. Les autres auteurs, MM. Ryland, Reichelt, Duncan Gibb, Erhmann, etc., n'établissent pas de proportions, du moins pour les enfants. En relevant nos 46 observations, nous en trouvons 42 dans lesquelles le sexe est indiqué; — le sexe masculin prédomine dans la proportion de 28 à 14.

L'*hérédité* ne semble jouer aucun rôle, car nous ne l'avons trouvée indiquée dans aucune de nos observations.

Les *antécédents diathésiques* ne sont donnés que dans trois cas. Dans l'un d'eux (obs. VIII), M. Dufour (2) dit que le grand-père paternel était mort de phthisie. Le malade de Walker (obs. XLI) appartenait à une famille strumeuse et portait lui-même au cou des cicatrices de scrofule. Enfin, dans le cas du docteur Ruef,

(1) *Die Krebs ü Schein-Kribskrunkheiten*, Stuttgard, 1853, p. 604.
(2) *Op. cit.*, p. 16.

(obs. XXI) M. Ehrmann n'hésite pas à considérer les végétations comme syphilitiques d'après les renseignements qu'il a été à même de recueillir concernant l'origine de l'enfant (voir *la note explicative de la* fig. 1 de la planche V *de l'atlas de* M. Ehrmann). Kohler n'est pas de l'avis du professeur de la Faculté de Strasbourg, il nie que, dans ce cas, les végétations soient de nature syphilitique.

A ce propos nous ferons remarquer que tous les auteurs s'accordent à reconnaître le peu d'influence qu'a la syphilis sur les polypes du larynx.

La nature du tempérament n'est indiquée que dans quelques-unes de nos observations ; une fois seulement, le sujet avait un tempérament nerveux (obs. XLII). Dans 4 cas, il est dit que les enfants avaient un tempérament lymphatique, ce qui serait une bien faible proportion si l'on considère combien ce tempérament prédomine dans le jeune âge.

Les conditions sociales ne sont indiquées que dans 20 de nos observations ; dans 14 cas les enfants appartenaient à des parents pauvres, et 6 fois seulement les enfants étaient d'une famille riche ou tout au moins jouissant d'une certaine aisance.

Cinq fois seulement, un *refroidissement* est indiqué comme ayant occasionné l'enrouement qui a été la première manifestation de la maladie ou comme ayant aggravé les symptômes déjà existants.

Dans 19 observations les symptômes s'accusent un peu ou prennent de la gravité pendant l'hiver ou à la fin de l'automne.

Nous voyons dans l'observation XXXII une raucité de la voix succéder à un refroidissement, au mois de février 1856. Plus tard, on remarqua de la dyspnée et des accès de suffocation qui apparaissaient à des intervalles plus courts pendant l'hiver que pendant le printemps et l'été.

L'irritation de la muqueuse laryngienne doit tenir le premier rang parmi les causes prochaines des polypes du larynx, nous pourrions même dire que c'est la seule cause déterminante dont on s'explique facilement le mode d'action. Green pense, de même que M. Ehrmann, qu'une irritation longtemps prolongée du larynx, de quelque nature qu'elle soit, peut conduire à la formation de ces produits pathologiques.

Dans nos observations, la *rougeole* est indiquée quatre fois (obs. XXIX, XXX, XXXVI, XXXVII); la *scarlatine simple* et *compliquée du croup*, chacune une fois (obs. II; obs. XXXVIII; la *varicelle* une fois (obs. XIII); la *coqueluche* trois fois (obs. XXIV, obs. XXXVI et XXXVII).

Dans un cas, le malade fut sujet à des angines fréquentes jusqu'à l'âge de huit ans. Il eut alors la rougeole, et l'enrouement et l'aphonie sont remarqués à cette époque (obs. XLI). Enfin, M. Dawosky (obs. XXXIII) regarde comme important de noter les attaques réitérées de croup dont l'enfant avait souffert déjà à plusieurs reprises avant le développement de l'affection qu'il croit ne s'être développée qu'à la suite d'un refroidissement subit, l'enfant étant allé se baigner pendant que son corps était trempé de sueur. Il suffit de jeter les yeux sur la fig. 2 de la pl. I pour comprendre que le développement de ces végétations remontait à de longues années; nous serions tenté de considérer ces attaques réitérées de croup auxquelles M. Dawosky semble attribuer une certaine influence sur le développement ultérieur de la maladie comme n'étant autres que des accès de suffocation dus à la présence des végétations dans le larynx; cette opinion nous paraît d'autant plus fondée que la ressemblance de cette maladie avec le croup est quelquefois très-grande, que le développement des productions pathologiques de nature épithéliale se fait, en général, d'une manière très-lente, que les récidives de croup sont très-rares, et qu'enfin, dans ce cas, les symptômes se sont succédé, comme dans quelques autres de nos observations, en présentant des périodes de rémission très-marquées.

M. Dawosky dit que « le moindre refroidissement, l'exposition à un courant d'air donnaient lieu chaque fois à une toux très-rauque. » — Plus tard un refroidissement considérable fut suivi d'une aggravation extrême des symptômes, l'enfant ayant eu la rougeole quelque temps auparavant, nul doute par conséquent qu'à la formation épithéliale, qui était latente au début, ne se soit ajouté, par suite de ces causes accessoires, une laryngite aiguë qui a provoqué ces accès de pseudo-croup.

La même chose eut lieu probablement dans le cas de M. Schultz (obs. XXVI), où il est dit que l'enfant présenta pendant l'hiver des symptômes de croup qui passèrent lentement à l'état chronique.

Dans l'observation xxxii, M. Bruns dit qu'on avait remarqué qu'un refroidissement, et l'inflammation des voies aériennes qui en était la suite, aggravaient toujours la dyspnée et l'anxiété, aussi les parents tenaient-ils l'enfant rigoureusement dans la chambre pendant tout l'hiver.

A *part le refroidissement*, il est d'autres causes qui peuvent produire ces inflammations superficielles avec irritation sécrétoire de la muqueuse laryngée (catarrhe aigu du larynx des auteurs allemands), car on peut admettre qu'en général la muqueuse du larynx est souvent affectée dans certaines maladies aiguës.

Cela s'observe, tous les jours, dans la variole, la scarlatine, la rougeole et l'érysipèle de la face.

Dans l'observation xxix la dyspnée et les accès de suffocation commencèrent à se produire à l'occasion d'un érysipèle de la face. M. Lewin insiste beaucoup sur cette circonstance qu'il croit avoir été le point de départ de la production morbide du larynx, voici ses propres paroles : « Les maladies aiguës que j'ai citées (variole, rougeole, scarlatine, érysipèle de la face, etc. —) *amènent quelquefois un travail inflammatoire chronique ayant pour résultat l'hypertrophie de la muqueuse et même des proliférations de certains éléments de cette membrane et des tumeurs.* » Il cite à l'appui de ces idées l'observation xxix, qui lui a suggéré ces réflexions, et il ajoute que d'autres faits lui ont appris que ces tumeurs se développent à l'occasion d'autres maladies que l'érysipèle, comme la scarlatine, la rougeole, la variole, etc. C'est ainsi, ajoute-t-il, qu'il est possible de comprendre que les polypes surviennent également chez de très-jeunes enfants. Lewin fait évidemment allusion aux faits de Dawosky, Dufour, Rokitansky, Tourdes, Parker, Ehrmann, Duncan et Morell-Mackenzie, que nous reproduisons à la fin de ce travail, mais jusqu'ici aucun auteur n'avait établi la relation entre les polypes du larynx et ces maladies aiguës (érysipèle du larynx en particulier).

Lewin insiste le premier sur cette particularité, et il en tire une conclusion thérapeutique utile :

J'espère qu'on comprendra dorénavant la nécessité d'instituer un traitement local dans toutes les laryngosténosies consécutives aux maladies aiguës au lieu de se contenter, dans ces cas, de tourmenter inutilement les malades par l'emploi des émétiques, des expectorants, des narcotiques, etc. Les cautérisations locales avec un pinceau seront très-efficaces (1).

Sans vouloir nier le rôle que peuvent jouer ces causes dans la pathogénie des polypes du larynx (seules causes dont nous nous expliquions le mode d'action, comme nous l'avons dit plus haut), il faut remarquer cependant que ce rôle *pathogénique,* si l'on peut ainsi dire, n'est pas bien établi, et que dans le fait même que Lewin cite à l'appui de ses idées, il est probable que la production pathologique existait déjà au moment où l'érysipèle de la face a gagné le larynx.

Les polypes du larynx, ne produisant de symptômes que lorsqu'ils ont déjà un certain volume et qu'ils gênent les fonctions des cordes vocales, il est difficile de juger si les causes qu'on leur attribue ont eu réellement leur action avant qu'ils aient commencé à se produire. Il faut se garder, dans ce cas, d'émettre un jugement trop précipité.

(1) Lewin, *Clinique allemande*, pages 258 et suivantes.

CHAPITRE III.

SYMPTOMATOLOGIE.

Les symptômes que nous allons étudier sont locaux *fonctionnels* (mode de début, altérations de la voix, toux, douleur, gêne de la déglutition, dyspnée, sifflement laryngé, accès de suffocation) ou *physiques* (symptômes fournis par l'auscultation du larynx et de la poitrine, par l'expectoration, l'examen laryngoscopique, le toucher digital, l'abaissement forcé de la langue et le cathétérisme laryngé). — Lorsqu'il n'y a pas de complications, le retentissement sur l'état général n'a lieu que dans les derniers temps de l'affection, comme on le verra à la fin de ce chapitre.

Début. Il manque complétement, dans quatorze de nos observations, et dans beaucoup d'autres il n'est pas indiqué d'une manière précise; sur les dix cas de polypes congénitaux, il y en a quatre (obs. I, III, IV et V) où la dyspnée et une respiration sifflante existaient dès la naissance; dans les six autres, il n'y avait encore à ce moment que de l'aphonie, ou de la raucité des cris de l'enfant (obs. II, VII, VIII, IX), ou de l'aphonie en même temps qu'un peu de gêne pour respirer (obs. X et XI).

En dehors de ces cas nous en trouvons deux où l'attention des parents ou du médecin n'a été éveillée que lorsqu'il y avait déjà des accès de suffocation, que l'on a pris pour des attaques de croup (obs. XIV, XV).

La présence des polypes dans le larynx commence à s'annoncer par des altérations de la voix d'abord légères et intermittentes, qui finissent par devenir plus complètes et continues. — Souvent cependant, l'aphonie existe dès le début d'une façon persistante. L'enrouement ou l'aphonie sont indiqués comme début de l'affection dans vingt de nos observations ; il y avait en même temps dans l'un de ces cas de la toux et dans deux autres un peu de gêne de la respiration.

La toux a marqué le début dans deux cas seulement (obs. XXXI et XXXIII) ; assez souvent l'affection a été remarquée alors seulement qu'il y avait déjà des accès de suffocation, ou bien il est dit que la maladie était en relation avec certains accès de croup ayant eu lieu depuis longtemps (obs. XVI et XXVI) ; il est possible que, dans certains cas, un accès de suffocation annonce le début, lorsque le polype est pédiculé et se trouve attaché au-dessus de la glotte. — Dans le cas de M. Schultz (de Deux Ponts), il y avait une tumeur charnue pédiculée, mobile, située vers la base de l'épiglotte et engagée dans l'ouverture glottique qu'elle obstruait complétement; l'enfant fut pris subitement d'un accès de suffocation dans lequel il succomba.

Altération de la voix : enrouement. — Aphonie. — De tous les symptômes des polypes du larynx, c'est le plus constant; dans cinq de nos observations seulement ce symptôme n'est pas signalé.

Dans certains cas, qui sont rares, il est vrai, l'altération de la voix n'est accompagnée d'aucun autre trouble : ainsi, chez le malade de M. Lewin (obs. XLII), nous voyons un enrouement qui existe seul pendant treize ans ; chez un autre malade observé par M. le docteur Krishaber, l'aphonie commence à l'âge de huit ans, et persiste à un degré à peu près stationnaire jusqu'à l'âge de trente-huit ans (obs. XLI et XLIV, etc.), sans être accompagnée d'aucun autre symptôme.

La voix peut être complétement éteinte dès le début, nous venons de voir que plusieurs enfants avaient, à la naissance, une aphonie complète. — Quand l'affection n'est pas congénitale, l'aphonie est quelquefois aussi complète d'emblée (obs. XXXVII), mais ces cas sont très-rares : le plus souvent, l'altération du timbre est graduelle, de temps en temps la voix devient très-faible, d'autres fois elle est plus haute, plus aiguë, elle revêt un timbre enfantin, ou, ce qui est le plus fréquent, elle est comme voilée, puis à une aphonie intermittente et modérée succède une aphonie complète et persistante. — Il s'écoule quelquefois un temps très-long entre le début par l'enrouement et l'aphonie complète (obs. XXIII, XLII,

XLVI). Dans un cas de M. Jackson, l'aphonie est survenue après douze ans d'enrouement (1). Ces intermittences peuvent, du reste, s'expliquer quelquefois par le siége et par la forme du polype, ainsi que M. Bruns le fait remarquer dans une de ses observations (obs. XXXII). — L'enfant, après avoir présenté une aphonie complète pendant deux ans environ, eut tout à coup, sans cause connue, une amélioration rapide de la voix qui devint plus haute et plus pure, et fut par la suite très-peu altérée. On peut supposer, dit Bruns, que l'aphonie était due à ce que le pédicule était d'abord court, et reposait par conséquent constamment sur la corde vocale inférieure, de sorte que le polype, proéminent dans la glotte, empêchait les vibrations des cordes vocales; — plus tard le pédicule s'allongea, ce qui rendit plus facile les mouvements du polype, et amena par conséquent une amélioration de la voix. En effet, on constate à l'examen laryngoscopique que, lorsque le malade parle, le polype est entraîné en haut par l'air expiré ; il est par conséquent éloigné des cordes vocales et ne peut pas les empêcher de vibrer. Ces intermittences s'expliquent aussi par un changement de volume du polype, à la suite d'un refroidissement ou d'un catarrhe laryngé. Ce changement de volume a été constaté par Bruns dans l'observation dont nous parlons; le polype était un jour un peu plus petit, et un autre jour un peu plus grand et comme boursouflé.

La voix revêt très-souvent les caractères de la voix dite croupale et, dans plusieurs observations, l'altération du timbre n'est pas autrement indiquée. Le plus souvent, avant d'être croupale, elle est dans l'origine simplement enrouée; à une époque variable, l'enrouement se transforme parfois en un timbre rauque tout particulier, puis à cette raucité succède une aphonie complète, qui est constante dans les derniers jours de la maladie : on dirait alors que l'enfant *souffle ses paroles*, de sorte qu'il ne peut répondre que par gestes aux questions qu'on lui pose (obs. I). Dans un des cas de M. Bruns, l'enfant était tellement aphone qu'étant tombé un jour dans un vase plein d'un liquide chaud, il ne put faire connaîres ta douleur et l'imminence du danger à sa mère, qui était cependant près de lui. La voix n'est pas toujours cependant complétement

(1) *American Journal of medical sciences*, juillet 1850.

éteinte. Ainsi, dans le cas de M. Tourdes, de Strasbourg, la voix était rauque, sifflante, mais elle ne fut jamais éteinte.

En résumé, qu'elle se soit montrée lentement ou tout à coup, l'aphonie partielle ou complète a existé dans presque tous les polypes du larynx, seule ou accompagnée d'autres symptômes.

Toux. — Ce symptôme manque ou n'est pas indiqué dans 20 de nos observations; dans toutes les autres, il a offert un caractère particulier.

Les modifications de la toux accompagnent, en général, celles de la voix et offrent avec elles d'assez grands rapports, bien qu'elles en diffèrent à certains égards par l'époque à laquelle elles se manifestent.

Nous avons vu déjà que la toux marque rarement le début des polypes du larynx.

Les caractères de la toux sont les mêmes que ceux de la toux dite *croupale* et, dans plusieurs de nos observations (7 environ), les auteurs ne se servent pas d'une autre dénomination.

Quelquefois la toux est rauque, ou bien basse, voilée ; assez souvent elle est cassée ou complétement sourde et insonore. Elle est, dans certains cas, sifflante ou un peu stridente; une seule fois, son timbre était tout à fait analogue à celui de l'aboiement d'un chien (obs. XVI). Le plus souvent elle est sèche; elle est suivie quelquefois de l'expectoration de mucosités.

La fréquence de la toux est très-variable : une seule fois elle avait lieu par petites quintes analogues à celles qu'on observe dans le croup. Le plus souvent, elle est rare. Dans un cas, après avoir existé au début, elle ne se montra plus jusqu'à la fin de la maladie, qui se termina par la mort dans un accès de suffocation (obs. XXXI). Dans un autre cas observé par M. Bruns, il y avait absence de toux proprement dite ; seulement le matin l'enfant toussotait et crachait quelques mucosités.

Chez deux petits malades, la toux augmentait de fréquence le soir et pendant la nuit. Enfin, dans le cas de M. Green (obs. XXIII), il y avait habituellement une toux rare et sèche qui était provoquée par l'abaissement forcé de la langue; à chaque effort de toux, au moment où la langue était abaissée, le polype apparaissait, ce qui permit de le saisir avec un crochet.

Douleur. — C'est un symptôme assez rare, qui n'est pas indiqué par tous les auteurs qui ont écrit sur les polypes du larynx. M. Reihelt dit que les malades éprouvent dans le larynx des douleurs spontanées ou provoquées par la pression (p. 2). M. Ryland rapporte une observation de polype du larynx chez un phthisique où ce symptôme existait manifestement (p. 227). Dans nos observations, nous ne le trouvons indiqué que 4 fois environ. Dans un cas observé par M. Chesmann (obs. XX), l'enfant se plaignait d'une grande douleur à la partie supérieure de la gorge. Dans l'observation XXXII, il est dit que l'enfant désignait lui-même la région du larynx comme siége de son mal; il disait qu'il y éprouvait la sensation d'un corps étranger qui se remue et se heurte souvent pendant l'inspiration ou l'expiration, ou bien que quelque chose de froid lui tombait dans le cou, etc. Dans le cas observé par M. Voltolini (obs. XLVI), le malade se plaignait de diverses sensations anormales à la gorge. M. Albers (de Bonn) a noté, chez un de ses malades, une sensation particulière d'obstruction des voies respiratoires; la trachée lui semblait fermée comme par un bouchon (1). Chez un des enfants observés par M. Morell Mackenzie, il y avait une sensation de strangulation.

Gêne de la déglutition. — C'est aussi un symptôme rare, qui n'est indiqué que chez le petit malade de M. Barker (obs. I); la déglutition était gênée, mais elle n'était pas douloureuse.

Dans un des cas de M. Bruns (obs. XIII), la difficulté de la déglutition était assez grande, puisque l'enfant ne pouvait plus avaler que des liquides par cuillerées à café.

Un des malades de M. Lewin (obs. II) avalait fréquemment de travers pendant la déglutition des liquides, ce qui provoquait de la toux, qui ne se produisait qu'à ces moments.

Dans un des cas de M. Rokitansky (obs. XL), la difficulté dans la déglutition des liquides est également indiquée. Il est à remarquer que dans ce dernier cas la production épithéliale siégeait sur une partie de l'épiglotte, sur tout le pourtour de l'orifice supérieur

(1) Ce malade, mort phthisique à l'âge de 54 ans, avait depuis son enfance une toux sèche qui ne le quitta jamais entièrement. (Urner, *Diss. de tumoribus in cavo laryngis*, Bonn, 1833.)

du larynx; il y avait extension aux parties voisines, notamment au pharynx, et, dans presque tous les points, l'ulcération s'était produite.

Dans le cas de M. Lewin, le polype était assez volumineux et très-mobile, de sorte que, pendant l'expiration, il venait s'appliquer en grande partie au niveau de la base de l'épiglotte.

M. Bruns rapporte qu'il a vu l'orifice supérieur du larynx (depuis le bord libre jusqu'au fond de la glotte inter-aryténoïdienne) rempli complétement par une masse mûriforme, proéminente en haut jusqu'au sommet des cartilages aryténoïdes.

Enfin, dans l'observation de M. Barker, une masse analogue est signalée, obstruant le larynx presque complétement; la surface inférieure de l'épiglotte est recouverte de végétations, notamment à sa base.

Sifflement laryngé. — Ce symptôme n'est pas constant, mais il manque rarement. Le mot de *sifflement* ne peut pas s'appliquer à tous les cas, car le bruit est tantôt rauque, sourd et comme étouffé, tantôt rude et comme râpeux, tantôt ronflant, tantôt aigu ou striduleux.

Le sifflement laryngé manque ou du moins n'est pas indiqué d'une façon assez précise dans la moitié de nos observations, il a lieu dans les deux temps de la respiration, quelquefois avec une intensité égale, mais le plus souvent il est très-prononcé pendant l'inspiration et beaucoup moins fort pendant l'expiration. Six fois on a noté que l'inspiration était seule bruyante. Il est à remarquer que ce sifflement devient beaucoup plus fort le soir et la nuit surtout pendant le sommeil de l'enfant, il est alors tellement prononcé qu'il est quelquefois entendu de personnes assez éloignées.

Le sifflement laryngé ne survient, en général, qu'à une époque avancée de la maladie. Nous avons déjà vu qu'il existait dès la naissance avec l'aphonie dans un certain nombre d'observations; il disparaît et reparaît à plusieurs reprises, mais le plus souvent il existe d'une façon continue et prend plus d'intensité à certains moments de la journée et surtout pendant la nuit.

Respiration. La gêne de la respiration est un symptôme à peu près constant, sept fois seulement, l'indication en manque dans notre recueil.

Cette gêne de la respiration existe dans les deux temps, mais elle est généralement plus prononcée dans l'inspiration que dans l'expiration. Elle se montre sous deux formes : tantôt elle a lieu par accès, tantôt elle est permanente ; le plus souvent ces deux formes sont réunies.

Dans quelques cas, dix environ, les accès de suffocation ne sont pas indiqués. Trois auteurs seulement (obs. XVII, XXI, XXXIX), affirment qu'il n'y eut jamais d'accès de suffocation — la dyspnée acquit graduellement de l'intensité et la mort survint à la suite d'une asphyxie lente.

Les accès de suffocation sont généralement spontanés, quelquefois ils sont provoqués par les efforts ou par le moindre exercice, par les cris, par la parole, par une contrariété ou par un changement de position.

L'accès est ordinairement subit, l'enfant se met brusquement sur son séant et son regard exprime une anxiété extrême. Les ailes du nez sont largement dilatées ; la face tuméfiée et violette, les globes oculaires saillants ; il y a des mouvements de projection du tronc et des extrémités supérieures, et le petit malade porte inutilement la tête en arrière pour allonger la trachée et ouvrir ainsi un plus grand passage à l'air ; si l'accès dure longtemps, le corps se couvre d'une sueur froide, le pouls devient faible, intermittent et l'asphyxie est imminente.

Dans nos observations la durée de l'accès n'est pas suffisamment indiquée pour pouvoir en tirer une déduction générale. Leur intensité est aussi très-variable ainsi que leur nombre et leur retour. Dans le cas de M. Tourdes les accès de suffocation étaient intenses et nombreux, ils étaient séparés par de courts intervalles et reparaissaient chaque fois avec une violence nouvelle, jusqu'à ce que la mort survint dans l'un d'eux.

Dans le cas de M. Bouchaud il y avait 3 ou 4 accès dans les vingt-quatre heures.

Les accès de suffocation sont en général rares au début, puis ils deviennent d'autant plus intenses et rapprochés que l'affection est plus avancée. Les intervalles sont d'abord très-longs (de quelques semaines à des mois ou des années) et se rapprochent de plus en plus au point d'être très-nombreux et très-intenses.

La gêne de la respiration survient quelquefois sans cause connue, mais il est à remarquer que, dans plusieurs de nos observations, elle apparaît à la fin de l'automne, en hiver, ou bien on la voit naître à l'occasion d'une maladie aiguë; elle augmente assez rapidement et disparaît presque complétement dans l'intervalle des accès quand il n'y a pas de complication. Une circonstance que nous trouvons très-souvent notée, c'est que la dyspnée augmente beaucoup le soir et pendant la nuit, surtout au moment du sommeil. Les accès de suffocation sont très-souvent *nocturnes*.

Les efforts, les cris, l'exercice la rendent plus considérable et, quand le polype est mobile, on conçoit que certaines positions doivent l'augmenter ou la diminuer (obs. XXXII).

Auscultation. — L'auscultation de la poitrine a été rarement pratiquée; nous ne la trouvons mentionnée que dans 7 de nos observations. Il y a eu, dans tous ces cas, un affaiblissement graduel ou absence complète du bruit respiratoire. Les altérations de rhythme et de timbre ne sont pas indiquées.

L'auscultation du larynx ne paraît avoir été pratiquée qu'une fois par M. Ch. Dufour (obs. XV); on avait cru à l'existence d'un croup et il est dit que le bruit de drapeau caractéristique ne fut pas entendu.

Dans le cas de M. Tourdes (obs. XXX), il est dit que la respiration était sifflante dans la trachée et le larynx.

D'après M. Horace Green la respiration est quelquefois voilée et sifflante comme si l'air passait à travers un tamis ou une pièce de gaze. Ce bruit qu'on peut déjà entendre à distance sera plus clairement perçu par le sthétoscope, comme le fait remarquer Kohler.

Dans l'un des cas publiés par M. Ehrmann le malade parvenait par un mouvement brusque d'inspiration et d'expiration à imiter le bruit d'une soupape qui se ferme et se rouvre alternativement. La présence d'un tel signe serait très-caractéristique.

Expectoration. — Très-rarement, après la toux, il y a expectoration de matières muqueuses. M. Richard Maisonneuve a vu chez son malade quelques crachements de sang, l'enfant affirmait même avoir rendu dans ses crachats de petits corps rouges charnus (obs.

xxxv). L'expectoration de parcelles de polypes se comprend aisément lorsque ces polypes sont mous et friables (polypes épithéliaux) comme dans le cas de M. Richard Maisonneuve, et on comprend toute la valeur de ce signe lorsqu'il se présente, mais son importance devient beaucoup moindre quand on considère qu'il s'observe très-rarement et qu'il ne doit survenir qu'à une époque où la maladie est déjà confirmée.

M. A. Dufour recommande l'examen au microscope des matières vomies, parce que l'amélioration notable des petits malades, toujours constatée après les vomitifs, lui fait croire qu'ils déterminent la sortie de parcelles de végétations; cet examen pourra peut-être confirmer le diagnostic dans quelques cas, mais il y a d'autres signes qui ont une valeur bien plus grande, nous voulons parler de ceux qui sont fournis par l'examen laryngoscopique, par le toucher digital, par l'examen attentif de l'arrière-gorge pendant l'abaissement forcé de la langue, et par le cathétérisme laryngé.

Examen laryngoscopique. — Cet examen a été pratiqué 20 fois et a permis de reconnaître le siége, le nombre, le volume et la forme des polypes. Dans plusieurs de ces observations il a même été pratiqué chez de jeunes enfants. Cet examen est parfois très-difficile chez eux, mais, comme nous le dit M. Rauchfuss, dans une communication dont il a bien voulu nous honorer, avec de la patience et de la douceur le médecin parvient toujours à les examiner et, au bout de quelques séances, ils s'habituent assez bien au contact du miroir laryngien.

M. Lewin dit que l'examen laryngoscopique n'est pas toujours difficile chez les enfants, même chez ceux qui sont très-jeunes; ordinairement, dans ces cas, il fait un simulacre d'examen sur la mère pour encourager l'enfant. Du reste, plus les enfants respirent avec difficulté, mieux il se prêtent à l'examen laryngoscopique, espérant instinctivement qu'on leur portera soulagement s'ils ouvrent bien la bouche.

Voici comment procède M. Lewin: la mère appuie la tête de l'enfant contre sa poitrine, la figure tournée vers la lumière qu'il lui projette dans l'arrière-gorge. La mère solidement assise sur sa chaise, fixe les mains de l'enfant pour l'empêcher de s'opposer à l'introduction du miroir dans la bouche.

Quant aux enfants au-dessus de six ans, M. Lewin les examine dans la même position que les adultes. Il a toujours réussi à examiner les enfants, surtout ceux atteints du croup (1).

L'examen laryngoscopique a une grande importance non-seulement dans le diagnostic, mais aussi dans le traitement des polypes du larynx.

Les ouvrages de MM. V. Bruns et Morell Mackensie contiennent sur ce sujet de précieux renseignements. Nous y reviendrons en parlant du traitement des polypes du larynx chez les enfants.

Toucher digital. — L'exploration du larynx à l'aide du doigt est certainement bien moins sûre et bien moins précise que celle que l'on fait avec le laryngoscope. Elle peut même quelquefois être trompeuse et induire en erreur comme le montre l'observation de M. Mackenzie (obs. VII). Ce sont surtout les auteurs anglais qui parlent de ce mode d'exploration. M. Ryland (2) s'exprime ainsi : « Quand on veut examiner les polypes par le toucher, les mâchoires doivent être maintenues écartées par quelque corps solide placé entre les dents molaires ; la langue étant baissée, l'indicateur peut alors être enfoncé derrière l'épiglotte assez près de l'entrée du larynx pour qu'on puisse s'assurer de la présence du polype. » M. Duncan Gibb indique le même moyen pour reconnaître les polypes du larynx, et nous voyons que dans un cas (obs. III), ce médecin introduisit son doigt dans le larynx d'une petite fille de deux ans et sentit plusieurs tumeurs molles attachées sur le côté gauche de cet organe. M. Duncan se proposait de les enlever en les détachant avec l'ongle, mais il perdit de vue l'enfant qui mourut bientôt. Sans doute ce moyen mérite d'être pris en sérieuse considération, d'autant plus qu'il est toujours à notre portée et qu'il n'est pas si difficile qu'on le pense de porter le doigt dans le larynx chez les jeunes enfants. Par exemple, M. le Dr Krishaber nous a dit avoir introduit souvent et facilement le bout du doigt dans le larynx des enfants et même à une assez grande profondeur.

(1) M. Lewin *fait ces réflexions à propos d'une petite fille de trois ans et demi* (obs. XVI) *chez laquelle l'examen laryngoscopique a permis non-seulement un diagnostic précis, mais encore la cautérisation des excroissances laryngées avec un succès complet.*

(2) *A treatise on the discases and injuries of the larynx and trachea.* London 1837.

Abaissement forcé de la langue. — Ce mode d'exploration du fond de l'arrière-gorge n'est indiqué dans aucun ouvrage, et il est certainement, comme valeur, bien au-dessous de l'examen laryngoscopique ou du toucher digital. C'est pendant qu'on déprimait fortement la langue pour juger de l'état de l'épiglotte, que la petite malade de M. Green (obs. XXIII) fut prise d'une toux subite et violente qui chassa hors du larynx un polype rond, blanc, d'apparence fibreuse qui disparut immédiatement comme emporté dans la cavité d'où il était sorti.

On conçoit que ce moyen ne permettra de voir les polypes du larynx que lorsqu'ils seront insérés près de l'ouverture supérieure ou qu'ils auront un pédicule assez long pour être très-mobiles. Ils réuniront assez rarement des conditions analogues à celles que présentait celui de M. Green, de sorte que ce mode d'exploration perd beaucoup de sa valeur; néanmoins l'abaissement de la langue ne doit pas être négligé surtout quand l'observateur n'aura pas de moyens de diagnostic plus précis à sa disposition.

Cathétérisme laryngé. — Une discussion scientifique assez intéressante s'est ouverte il y a quelques années sur ce sujet. M. Green, qui semble avoir été le premier à réaliser les idées de Desault, rapportait quelques faits de cathétérisme laryngien. La réalité de ces faits fut contestée à la fois par M. le professeur Trousseau et M. Erichsen. Ce dernier, d'après des expériences répétées, n'hésitait pas à exprimer la conviction que l'éponge n'a jamais été passée, sur le sujet vivant, au delà des vraies cordes vocales.

Quant à Trousseau, il déclarait que le passage d'une éponge exploratrice dans le larynx sur le sujet vivant ou mort ne peut pas s'accomplir. M. Green répondit par des faits surprenants dans l'*American medical monlhley journal* (1). L'autorité de ce praticien distingué, celle de M. Bruns et de quelques autres opérateurs nous semblent d'un grand poids dans une discussion de ce genre. Le cathétérisme de la glotte a été peu pratiqué jusqu'ici; il peut avoir un but thérapeutique, mais c'est surtout pour établir le diagnostic dans le rétrécissement de la partie inférieure du larynx qu'on

(1) *Braithwaite's Retrospeet of medecine,* t. XXXII, 1855.

le pratique afin de déterminer le degré du rétrécissement et le siége exact de la communication avec la trachée (1).

État général. — On comprend qu'une affection de cette nature ne doit agir sur l'état général du malade que lorsqu'elle est assez avancée pour porter un trouble notable dans les fonctions de l'hématose. Dans le plus grand nombre de nos observations, il n'est pas fait mention de l'état général, 15 fois il est dit qu'il était très-bon ou assez bon. M. A. Dufour a remarqué que la santé générale de son petit malade était bonne d'abord; plus tard il survint de la faiblesse, du dépérissement, mais l'enfant conservait sa gaieté dans l'intervalle des accès. Dans le cas publié par M. Richard Maisonneuve, il y avait un amaigrissement prononcé; enfin, chez un des malades observés par M. Bruns (obs. XXXII), le polype du larynx, quoique assez volumineux, n'a eu aucune influence immédiate sur la santé générale; seulement l'enfant était délicat et faible. — Au mois de janvier 1863 (la maladie avait débuté par de l'enrouement, au mois de février 1856), la dyspnée devint très-forte et la santé générale s'altéra, l'enfant devint pâle et maigre. — A la fin de mars 1864, il fut présenté à M. Bruns qui le trouva bien developpé pour son âge et bien portant.

LA FIÈVRE est rarement indiquée. Dans quatre des observations où elle est signalée, il y avait une complication : pleurésie double aiguë (cas de M. Tourdes), bronchite (cas de M. Maisonneuve), bronchopneumonie (obs. X), angine (obs. XXXIII). M. Schultz rapporte que l'enfant qu'il a traité ne fut jamais sans fièvre; il présenta des symptômes de croup le 24 février 1823, et mourut subitement dans un accès de suffocation vingt semaines plus tard.

Chez un des malades de M. Lewin (obs. XVI), il y avait le soir une exaspération de tous les symptômes laryngés, la respiration devenait râpeuse et la température s'élevait beaucoup.

Le pouls était un peu accéléré, et la température de la peau un peu élevée chez un autre enfant qui avait un rétrécissement marqué du larynx (obs. XXIX).

La fréquence du pouls a des degrés variés; son intermittence, sa petitesse et son irrégularité sont assez souvent notées, mais ces

(1) Bruns, *Die Laryngoskopie*. Tubingen, 1865.

troubles de la circulation doivent être mis sur le compte de la gêne plus ou moins grande apportée aux fonctions respiratoires.

Il en est de même de quelques symptômes nerveux qui s'observent pendant les accès de suffocation ou à la fin de la maladie lorsque les enfants meurent d'axphyxie lente; on voit alors les forces diminuer, il y a de la somnolence ou de la stupeur, parfois un véritable état comateux, de la tendance à la réfrigération, etc. Parfois, au contraire, il y a de l'agitation et des angoisses cruelles dues au trouble extrême de la respiration, comme M. Ehrmann (obs. XXXIII) l'a une fois signalé.

CHAPITRE IV.

MARCHE, DURÉE, TERMINAISON. — COMPLICATIONS. — PRONOSTIC.

La *marche* de la maladie est très-lente, et quoique toujours continue à partir du début, elle présente des intermittences très-marquées, séparées par des intervalles de rémission presque complète.

L'aphonie, comme nous l'avons déjà vu, annonce le plus souvent le début, elle peut être complète d'emblée, ou bien, ce qui se voit le plus communément, l'enrouement, la dysphonie, les altérations de timbre de la voix, après avoir été passagers pendant quelque temps et s'être aggravés quelquefois par suite de causes accessoires, comme un refroidissement, finissent par devenir permanents; assez souvent c'est à l'occasion d'une maladie aiguë fébrile, comme une fièvre éruptive, que l'aphonie devient complète et persistante.

L'aphonie peut exister seule comme symptôme des polypes du larynx et persister très-longtemps sans être accompagnée d'aucun autre trouble (obs. XLI, XLII, XLIV, XLVI).

Les autres symptômes viennent s'ajouter à l'aphonie, à une époque plus ou moins éloignée du début. — Dans un des cas de M. Rauchfuss, l'enfant était presque aphone à la naissance, et ce n'est qu'à l'âge de neuf ans que la dyspnée fut remarquée. Nous voyons, dans l'observation II, une jeune fille qui a de l'enrouement depuis la naissance, enrouement qui devient de l'aphonie complète vers l'âge de douze ans, c'est seulement à cet âge que l'on remarqua un peu de toux et une gêne modérée de la respiration.

La dyspnée, quand elle vient s'ajouter à l'aphonie, commence par être légère. Elle se montre d'abord de temps en temps dans les efforts pour crier ou parler, dans les jeux, etc. Puis, elle s'accuse davantage et s'accompagne de sifflement laryngo-trachéal et d'accès de suffocation. Les autres symptômes, lorsqu'ils existent, s'ajoutent à ces deux symptômes principaux.

L'aphonie, la dyspnée et les autres symptômes ne sont pas toujours également marqués ; il est notoire qu'ils s'accusent bien plus le soir et pendant la nuit, surtout dans le sommeil. Ils cessent ensuite tout à coup ou du moins diminuent au point que l'enfant n'a plus qu'une dyspnée légère et de l'aphonie, et qu'il peut, dans la journée, se livrer à ses jeux comme s'il était bien portant. Ces périodes de rémission peuvent être très-longues; elles sont d'autant plus prolongées et d'autant plus complètes que la maladie est plus rapprochée du début; mais leur durée est toujours très-variable; il n'y a rien de régulier dans l'intermittence des symptômes. Les propriétés hygrométriques de la plupart des polypes doivent contribuer à la fréquence des accès de suffocation et à l'augmentation de la dyspnée, pendant les temps humides; il en résultera, dans certains cas, du soulagement pendant les temps secs et chauds. Cette remarque de M. Ehrmann se trouve confirmée dans un certain nombre des observations que nous avons recueillies.

Quoique, le plus souvent, des symptômes assez accusés accompagnent depuis longtemps l'affection; dans quelques cas, la marche est tellement insidieuse que la mort vient donner le premier indice de la tumeur. C'est ce qui arriva dans l'observation de M. Urner : un petit polype rond, fixé par deux pédicules aux cordes vocales inférieures, alla se loger dans une cavité près de la base de l'épiglotte. Pendant l'expiration, la tumeur retenue par les pédicules demeurait dans cette position; mais, à chaque inspiration, elle se trouvait rejetée dans l'orifice de la glotte. Une violente inspiration la chassa enfin entre les lèvres de la glotte où elle resta engagée, la suffocation s'ensuivit. C'est ce qui eut lieu également dans le cas décrit par M. Schultz (de Sweibrücken) (obs. XXVI).

La *durée* est difficile à indiquer, parce qu'on ne peut jamais savoir exactement le début de l'affection. Soit que les polypes ne donnent lieu à des symptômes que lorsqu'ils ont déjà acquis un certain volume (je veux parler de ceux qui ne siégent pas sur les cordes vocales et qui ne sont pas pédiculés), soit que les symptômes étant très-légers au début n'entraînent aucun trouble de l'économie, le médecin n'est consulté qu'à une époque assez avancée. Bien des fois, alors, les symptômes observés ont été mis sur le compte d'une autre affection.

Dans le cas de M. Voltolini, le malade, âgé de soixante ans, était atteint d'aphonie intermittente, depuis son enfance.

L'aphonie datait aussi des premières années de la vie chez une malade, âgée de 30 ans, observée par M. Türck.

Chez le malade observé par M. le docteur Krishaber, l'aphonie, qui avait commencé vers l'âge de huit ans environ, persistait à 38 ans, sans qu'il soit survenu d'autre trouble. — Il y avait cependant deux petits polypes sur la corde vocale inférieure du côté droit.

Un autre de ses malades n'a présenté que de l'enrouement (plus tard de l'aphonie) et une respiration bruyante pendant onze ans et demi (obs. XI).

Parmi les malades observés par Lewin, nous voyons un jeune médecin de vingt-cinq ans atteint d'un enrouement qui date de treize ans, sans aucun trouble; et une jeune fille de quinze ans qui est enrouée depuis sa naissance, et n'est atteinte de gêne notable de la respiration que depuis douze ans.

Nous pensons que les polypes du larynx, de nature fibreuse, doivent avoir, en général, un développement beaucoup plus lent que ceux de nature épithéliale ou papillomateuse ; mais, nous ne pouvons établir ce fait que par analogie, et non d'après les observations que nous avons rassemblées. Nous n'avons, en effet, que trois cas de polypes fibreux dont la structure n'est établie que sur des caractères extérieurs. Chez la malade de M. Green, qui avait un polype fibreux, la durée, quoique moins longue que dans les cas précédents, a été de neuf ans au moins.

La durée la plus courte qu'on ait signalée a été de six mois environ (obs. XLI) (1).

Terminaison. — La fin de cette maladie, abandonnée à elle-même, est presque toujours la mort, car les cas de guérison spon-

(1) Ehrmann, *op. cit.*, p. 18.

tanée par expulsion du polype sont très-rares, et nous n'en avons aucun dans nos observations.

Renard rapporte qu'un polype a été rejeté dans un effort de toux (1).

M. William Murray Dobie (2) a publié un cas de guérison complète à la suite de la séparation spontanée d'un polype de l'épiglotte, pédiculé, à surface irrégulière, présentant des points jaunâtres, ulcérés, et du volume d'une petite cerise développé chez une jeune fille de dix-huit ans.

Buemann a communiqué à J. Franck (3) l'observation d'une jeune fille (dont il ne dit pas l'âge), qui a guéri par l'expectoration d'une masse *puriformem, firmam et ductilem*, mais cette observation n'est pas concluante.

L'enfant succombe le plus souvent dans un accès de suffocation; dans quelques cas rares la mort arrive par asphyxie lente, et l'enfant s'éteint en perdant graduellement ses forces.

Cette terminaison funeste est signalée dans vingt et une de nos observations, le diagnostic ayant été porté avec hésitation ou trop tard, ou le médecin ayant perdu du temps, avec des médications internes qui n'ont produit que des améliorations passagères, et n'ont eu souvent pour résultat que d'affaiblir l'enfant. Dans le cas que nous avons observé, la trachéotomie fut pratiquée, il est vrai, comme ressource extrême, mais dans un moment où l'état de la poitrine était si mauvais qu'il n'y avait plus rien à espérer.

Quand un traitement chirurgical a été institué, on a guéri les malades, sauf dans le cas de M. de Saint-Laurent, où une diphthérie est venue terminer les jours de l'enfant huit mois après la trachéotomie. — Il ne faut pas oublier d'ailleurs que les poylpes papillaires ont une grande tendance à récidiver. Les observations de M. Bruns, et en particulier celles que nous reproduisons sous le n° XIII, prouvent qu'en pareil cas le chirurgien ne doit pas se décourager.

(1) *Journal de médecine de Leroux*, t. XXXI, p. 156. — Reichelt, *Tumores Laryngæi*. Th. de Breslau, 1861.

(2) *Monthly journal of medical science*, 1853, et *Archives générales de médecine*, V^e^ série, tome III, année 1854, p. 82.

(3) *Pathologie médicale*, trad. Bayle, t. IV, p. 132.

Complications ou maladies concomitantes. — Celles qui se trouvent indiquées dans notre recueil sont : la phthisie pulmonaire, la bronchopneumonie, l'emphysème pulmonaire, la pleurésie, la coqueluche (3 fois); l'angine (2 fois); l'hypertrophie des amygdales (3 fois); le goître, la diphthérie, la fièvre typhoïde, l'érysipèle de la face; la rougeole (4 fois); enfin, la scarlatine, la variole et la varicelle.

Pronostic. — Il est grave, puisque la maladie abandonnée à elle-même se termine par la mort au bout d'un temps plus ou moins long. Jusqu'à M. Ehrmann il a été fatal; ce chirurgien, comme nous l'avons dit, a jeté les bases du diagnostic et fait une opération de laryngo-trachéotomie avec plein succès. Depuis l'excellent mémoire du vénérable doyen de la Faculté de Strasbourg, les succès se sont multipliés; aujourd'hui les signes fournis par la marche de cette maladie et surtout par le laryngoscope, sont assez bien établis pour que le diagnostic, s'il n'assure la guérison, permette au moins à la trachéotomie de prolonger les jours de l'enfant.

Hâtons-nous de dire que tous les polypes du larynx n'ont pas le même degré de gravité. Les polypes fibreux dont le développement est moins rapide et qui n'ont aucune tendance à l'extension, sont moins graves que les polypes papillomateux ou épithéliaux, qui ont de la tendance à l'extension et aux récidives. Ces récidives, lorsqu'elles se présentent, ne doivent pas effrayer l'opérateur, car ces polypes sont susceptibles comme les autres d'une guérison complète et durable. Dès lors qu'il est bien établi que l'affection est locale et ne repose point comme le véritable cancer sur une diathèse, il faudra agir avec hardiesse et poursuivre le mal avec persévérance.

Les polypes épithéliaux étant, pour la plupart, friables, on conçoit qu'il puisse s'en détacher des fragments dans les quintes de toux ou qu'on puisse en provoquer ou en déterminer l'expulsion à l'aide du doigt ou d'une pince laryngée. Mais le soulagement ainsi obtenu n'est pas durable, les végétations se reproduisant facilement; nous avons vu du reste que la séparation spontanée était très-rare.

Il va sans dire que la gravité du pronostic variera suivant le siége, le volume et le nombre des polypes, suivant aussi qu'ils seront sessiles ou pédiculés. — Si ces derniers offrent plus de facilité pour l'opération, ils mettent la vie du malade plus immédiatement en danger, parce que, à un moment donné, ils peuvent s'engager entre les lèvres de la glotte, s'y enclaver et amener une mort subite sans avoir été annoncés auparavant par des symptômes intenses.

Le pronostic sera aussi d'autant plus grave qu'il surviendra des complications, et que celles-ci seront plus sérieuses.

CHAPITRE V.

DIAGNOSTIC.

La distinction des maladies du larynx chez les enfants et particulièrement chez les nouveau-nés est dans beaucoup de cas une grande difficulté, aussi signale-t-on de nombreuses erreurs dans lesquelles les meilleurs observateurs sont tombés.

A part quelques signes particuliers à plusieurs d'entre elles, elles s'annoncent toutes par les mêmes symptômes, et c'est plutôt dans leur durée et dans leur mode de début et de succession qu'il faut chercher les véritables éléments d'un diagnostic sûr.

Nous avons vu précédemment que l'enrouement, l'aphonie et la dyspnée avec des accès de suffocation par moments, sont les symptômes les plus constants des polypes du larynx; mais quoique, par leur persistance et par les inégalités très-prononcées qu'ils offrent dans leur intensité, ce soit des signes d'une grande valeur, ils ne constituent jamais qu'une probabilité, et les signes physiques seuls permettent d'établir un diagnostic rigoureux et exact. On ne pourra faire, à l'aide des signes fonctionnels, qu'un diagnostic par voie d'exclusion. Cependant, comme le fait remarquer avec juste raison M. A. Dufour, l'*aphonie de naissance* (surtout lorsqu'elle est accompagnée de gêne de la respiration et de sifflement laryngien), constitue un signe d'une grande valeur. Les moyens d'exploration par la vue, par le toucher digital ou par le cathétérisme laryngé seront indispensables pour reconnaître le siége, le volume, le nombre et même la nature du polype.

Dans les observations que nous avons rasssemblées à la fin de ce travail, on peut voir toute l'importance du rôle qu'a joué l'emploi de ces moyens dans le diagnostic et dans le traitement de l'affection dont nous nous occupons.

Lorsque les procédés d'exploration directe n'ont pas été employés, le diagnostic n'est pas toujours indiqué. A l'autopsie seulement on a trouvé la véritable cause du mal que l'on n'avait fait que soupçonner pendant la vie ou que l'on avait complétement méconnu. Le diagnostic a été porté sept fois ; chez le petit malade observé par M. le professeur Tourdes, on avait porté successivement les diagnostics suivants : *corps étranger, croup, abcès du larynx ou autour de cet organe, œdème de la glotte, laryngite aiguë idiopathique*, et ce ne fut que par voie d'exclusion qu'on émit l'hypothèse d'un polype du larynx.

L'*existence d'un croup* fut la première idée qui se présenta à l'esprit dans le cas de M. Barker et dans celui que nous avons observé. D'autrefois on a cru, soit à un rétrécissement spasmodique du larynx, soit à une angine œdémateuse, soit encore à une tumeur comprimant les nerfs laryngés ou à une hypertrophie des amygdales (Green). Voyons de quelle manière on pourra arriver à différencier les polypes du larynx des autres affections de cet organe ou des organes voisins.

Si l'on remarque que, dans la plupart des cas que nous avons rassemblés, les observateurs assignent eux-mêmes aux symptômes des caractères identiques à ceux du croup, on comprendra de suite que cette maladie soit une de celles qui prêtent le plus à la confusion. Cependant quand le croup suit sa marche ordinaire, l'erreur ne peut pas être de longue durée.

Quelques auteurs, et en particulier Jurine, ont admis des croups intermittents ; cette distinction n'était pas fondée. Les prétendus croups chroniques des auteurs anciens étaient-ils des vrais croups? La question est insoluble et la distinction, basée sur ce caractère, ne peut plus être admise aujourd'hui (Voy. plus haut, p. 2). M. Guersent, dans l'article que nous avons cité, dit qu'il ne connaît pas un seul exemple authentique de croup vraiment intermittent; il ne faut pas prendre pour tels ceux qui offrent une véritable intermittence entre la première et la seconde période, quand le croup n'est pas encore confirmé; les exemples de ces sortes d'intermittences ne sont pas très-rares. Lorsque le croup est confirmé on observe aussi quelquefois des rémittences plus ou moins longues entre les accès de toux et de suffocation, mais elles ne sont jamais aussi longues et aussi complètes que dans les cas de polypes du larynx. Le mode de début et la date de l'affection mettraient d'ailleurs sur la voie.

A moins de complications qui rendront toujours le diagnostic plus difficile (dans le cas que nous avons observé, la broncho-pneumonie n'a été reconnue qu'après la trachéotomie), on ne trouvera jamais, dans les polypes du larynx, ce trouble général et profond de l'économie qui accompagne la diphthérite.

Le diagnostic différentiel des polypes et de la *laryngite striduleuse* pourra présenter dans certains cas de réelles difficultés. MM. Rillet et Barthez et Jurine rapportent des cas où, après deux ou trois atteintes de cette maladie, l'enrouement a duré un mois et même six. Mais ces cas sont rares, et le plus ordinairement la marche est rapide. Néanmoins, comme, dans l'une et l'autre maladie, il y a des rémissions complètes entre les accès, l'erreur pourrait avoir lieu au premier abord ; elle ne tardera pas à se dissiper quand on aura remarqué que, dans la laryngite striduleuse, le début est instantané ou précédé d'une toux un peu rauque qui existe depuis peu et que, si les accès se répètent, ils vont d'ordinaire en diminuant d'intensité. La voix est très-rarement éteinte; c'est ordinairement après l'accès qu'elle le devient, tandis que dans le cas de polypes du larynx l'aphonie et l'enrouement ont presque toujours précédé depuis assez longtemps les accès de suffocation.

L'*angine œdémateuse* a aussi une marche beaucoup plus rapide que les polypes du larynx, et n'est pas précédée comme eux de troubles persistants de la phonation. Néanmoins, il faut reconnaître que, dans quelques cas difficiles, une exploration directe pourra seule lever les doutes.

Les *corps étrangers des voies aériennes* s'observent surtout chez les enfants, ils s'annoncent en général par des symptômes subits de toux et de suffocation auxquels succède un calme parfait. Il faudra attacher la plus grande importance aux renseignements fournis par les personnes qui entouraient l'enfant au moment de l'accident, et qui ont été témoins des premiers symptômes observés.

Ceux-ci sont quelquefois suivis, comme l'on sait, de l'expulsion du corps étranger.

La *laryngite ulcéreuse* est le plus souvent secondaire (rougeole, scarlatine, fièvre typhoïde, etc.) et sa marche est généralement accélérée ; il peut y avoir de la dyspnée, mais jamais d'accès de suffocation. La toux précède, en général, l'aphonie ou la raucité de la voix. Mais, ces caractères sont insuffisants et le laryngoscope permet seul d'affirmer la nature de la lésion.

Toutefois, comme le fait observer M. le docteur Krishaber, dans une note qu'il a bien voulu me communiquer, il arrive quelquefois qu'à l'inspection laryngoscopique on croit avoir affaire à des végétations, lorsque le larynx ne présente que des ulcérations des cordes vocales. Voici l'explication qu'en donne M. Krishaber :

« Les bords qui circonscrivent l'ulcération de la corde vocale sont toujours tuméfiés et forment quelquefois un petit bourrelet rouge qu'il faut avoir vu souvent pour le distinguer d'une végétation. Cette erreur est surtout facile à commettre quand, pendant l'examen laryngoscopique, on fait émettre un son au malade. A ce moment, en effet, les cordes vocales, en se rapprochant l'une de l'autre, viennent de subir l'action de tous les muscles constricteurs de la glotte et tenseurs des cordes vocales. L'ulcération se dessine alors très-nettement, mais les bords qui la circonscrivent tendent à se masser par la traction exercée sur la corde vocale aux points d'insertion et deviennent alors plus gros. Ce sont ces bords, nous le répétons, qui donnent l'idée *de polypes sessiles.* »

M. Krishaber croit que l'erreur a été souvent commise; car, suivant lui, les polypes du larynx sont relativement beaucoup plus rares que les ulcérations. Si cette assertion est vraie pour l'adulte, en raison de la fréquence des diathèses, nous croyons qu'elle est exagérée pour les enfants, chez lesquels les ulcérations sont bien moins communes.

M. Bruns signale une autre cause d'erreur qui peut se présenter à l'examen laryngoscopique, chez les enfants atteints de *catarrhe laryngé* :

« Lorsque le malade émet un son, les cordes vocales se rapprochent et il se forme à leur point de contact une accumulation de mucosités spumeuses qu'un médecin inexpérimenté peut prendre pour un petit polype[1]. »

Les *amygdales hypertrophiées* chez les enfants peuvent se rencontrer à tous les âges, même dans la première année. Les symptômes de cette affection sont trop faciles à saisir pour qu'une erreur puisse être commise quand l'hypertrophie des amygdales existe seule, mais lorsqu'elle complique les polypes du larynx, comme dans le cas de M. Green (obs. XXIII), on conçoit que le diagnostic puisse présenter des difficultés. Cependant l'analyse attentive des phénomènes propres à chaque maladie et, dans les cas douteux, l'examen optique du larynx lèveront tous les doutes.

Les *abcès rétro-pharyngiens* se rencontrent assez souvent chez les enfants sur 18 cas que M. Mondière a rassemblés on trouve 11 sujets adultes et 7 enfants de 11 semaines à quatre ans. On peut affirmer d'une manière absolue que, pour diagnostiquer cette maladie, il suffit de songer à sa possibilité, les abcès à marche rapide se présentant avec un ensemble de symptômes que l'on ne rencontre jamais dans les polypes du larynx: fièvre quelquefois accompagnée de délire, douleur et rougeur de la gorge, dysphagie, plus tard saillie plus ou moins considérable de la paroi postérieure du pharynx et menace de suffocation. — Les *collections purulentes* qui sont *symptomatiques d'une carie des vertèbres cervicales* se développent avec plus de lenteur et pourraient plus facilement peut-être donner lieu à une erreur de diagnostic, si elles n'étaient pas toujours précédées de symptômes du côté des os.

Dans le cas observé par M. le Dr A. Dufour on a pu croire à l'existence d'une *tumeur comprimant les nerfs laryngés*. Les lésions ou la compression de ces nerfs par un *anévrysme de la sous-clavière droite ou de la crosse de l'aorte* peuvent s'observer chez des enfants même assez jeunes; un cas très-intéressant de ce genre a été publié par M. Hutchinson dans les *Transactions de la société pathologique de Londres* sous le titre suivant : *False aneurism of the arch of the aorta, from a child four years old* (2).

(1) Bruns, *op. cit.*, pag. 130.

(2) *Transactions of the pathological Society of London*, année 1846, vol. 5, page 104.

Les *nerfs laryngés* peuvent aussi être *comprimés* par les *ganglions bronchiques ;* mais quand la compression est assez forte pour amener la raucité et l'aphonie, elle produit en même temps une forte dypsnée due le plus souvent à l'entrée insuffisante de l'air par la glotte tandis que dans les cas de polypes l'enrouement, même l'aphonie, se montrent toujours chez les adultes comme chez les enfants bien avant la dyspnée. M. A. Dufour, qui fait cette remarque, ajoute que s'il restait quelques doutes, l'existence du frôlement laryngien unilatéral, indiqué par Legroux, suffirait pour enlever toute incertitude et la percussion indiquant la présence d'une tumeur quelconque développée dans l'intérieur du thorax, viendrait confirmer le diagnostic. Nous pourrions ajouter que le plus souvent dans le cas de tumeur intra-thoracique on entend une toux particulière, il y a de l'œdème de la face et une bouffissure légère par compression de la veine cave ; quand la tumeur est anévrysmale, on observe les troubles caractéristiques de la circulation. Du reste des lésions aussi graves n'existeront pas longtemps sans retentir sur la santé générale d'une tout autre façon que les polypes du larynx.

Les cas de *laryngisme par vermination* sont assez fréquents chez les enfants. Les symptômes observés sont la dilatation de la pupille, un sentiment de constriction à la gorge, de la dyspnée, des accès de suffocation, de la roideur musculaire, etc., mais l'intermittence et l'acuité de ces symptômes et surtout leur prompte disparition par l'administration des vermifuges ne permettront pas de les confondre avec ceux d'une affection dont la marche est lente et qui ne débute d'emblée par un accès de suffocation que dans des cas tout à fait exceptionnels.

Pour la même raison le *spasme de la glotte*, qui a un début brusque et une durée fort courte dépassant à peine deux ou trois jours, sera d'autant moins confondu avec un polype du larynx, que dans l'intervalle des accès il n'y a ni toux, ni enrouement, ni dypsnée, ni douleur du larynx.

L'*asthme thymique* signalé par Plater pourrait d'autant plus facilement induire en erreur que sa durée peut, suivant M. Hirsch, être de trois semaines à vingt mois. Dans la *Gazette médicale* de Paris (année 1850 page 226) se trouve rapportée l'observation d'une hypertrophie du thymus ayant simulé un croup chez un enfant de 9 ans. — Quoique ce soit une maladie rare, il est bon de songer à sa possibilité pour se tenir sur ses gardes.

Les symptômes de dyspnée et d'altération de la voix sont dus quelquefois à *l'induration et à l'épaississement des cordes vocales* (à la suite d'une inflammation chronique). D'après M. Duncan Gibb, à qui nous empruntons ces idées, cette cause d'aphonie n'est pas très-rare chez l'adulte.

Elle peut sans doute se rattacher chez les enfants comme chez l'adulte à une laryngite chronique qui a laissé à sa suite un épaississement avec induration des cordes vocales, mais nous croyons que ces cas doivent être rares et l'observation qu'on va lire empruntée au livre de M. Duncan (1) ne nous paraît pas probante, car elle est incomplète. L'exploration du larynx ne paraît avoir été faite qu'avec le doigt, ce qui est insuffisant et quelquefois trompeur. De plus, lorsque M. Duncan a perdu l'enfant de vue il n'y avait que de l'amélioration et non une guérison parfaite. Il est regrettable qu'on ne sache pas ce qu'est devenu l'enfant depuis lors.

OBSERVATION A.

Traduite par M. Follet, interne des hôpitaux.

En décembre 1858, un garçon âgé de 2 ans et demi me fut amené par son père, qui nous apprit que la maladie datait de deux ans. La mère avait aussi la même chose lorsque l'enfant était né. Cependant ce dernier était demeuré en bonne santé jusqu'à l'âge de six mois.

Tous les symptômes de la maladie consistaient pour le moment en des inspirations striduleuses, quelquefois très-bruyantes ; mais lorsque l'enfant dormait la bouche ouverte, la respiration était calme et tranquille. La mère était morte d'une affection de la poitrine, un an après la naissance de l'enfant. Plusieurs praticiens de valeur qui avaient examiné celui-ci, avaient soupçonné l'existence de quelque corps charnu dans la glotte. L'enfant était très-sensible au froid; il avait quelquefois des convulsions lorsqu'il était pris de spasme laryngien ; mais, le reste du temps, il paraissait assez bien portant quoique pâle et amaigri. Il ne pouvait pas manger ni viande ni aliments gras, et vivait surtout de lait et de bouillie de farine d'avoine. Du côté du nez on ne trouvait rien qui pût expliquer les symptômes. Il n'y avait assurément ni tumeur ni excrois-

(1) Duncan-Gibb, *op. cit.*, p. 119 et 331.

sance d'aucune sorte gênant la respiration, mais les lèvres de la glotte étaient gonflées par suite d'une inflammation chronique, et se trouvaient un peu rapprochées. Cela se sentait avec l'extrémité du doigt. Les ganglions du cou étaient uu peu augmentés de volume. Cette augmentation pouvait se rapporter à la maladie, mais il n'était pas évident qu'il y eût une affection chronique de la gorge. Les mâchoires étaient garnies de dents. L'iode avait été administré sans succès par d'autres médecins. Pendant quelque temps, je traitai ce cas par la teinture de sanguinaire prise trois fois par jour, augmentant les doses par degrés. Il y avait amélioration évidente et, pour finir en quelques mots, la guérison était déjà assez prochaine lorsque je perdis de vue le malade.

Les hydatides du larynx dont on trouve notamment un cas dans le tome 32 de l'*ancien journal de Médecine* ne paraissent pas avoir été observés chez les enfants.

Un cas de *calcul du larynx* a été publié dans *la Gazette de santé* de septembre 1773. Il ne semble pas probable qu'on en rencontre chez les enfants. Le sujet avait 26 ans et souffrait depuis 6 ans.

Quant aux *kystes muqueux*, ils doivent être moins rares, nous n'en avons cependant lu qu'une observation relative à un enfant de 11 ans ; nous croyons devoir la reproduire à cause de son grand intérêt pratique.

OBSERVATION B.

Kyste muqueux de la face laryngée de l'épiglotte, reconnu à l'aide du laryngoscope et opéré avec succès. (*Gazette médicale de Paris*, année 1864, p. 54.)

Un jeune garçon âgé de 11 ans, très-intelligent, entra le 10 juin dernier dans le service de M. Wilks, à l'hôpital de Guy, Londres.

Depuis trois ans sa voix s'était graduellement altérée en même temps que la respiration et la déglutition devenaient de plus en plus difficiles. Il se plaignait d'une douleur vive, aggravée par la pression, dans la région du larynx ; la respiration était fort gênée, la voix complétement éteinte ; la déglutition des liquides était seule possible et encore elle se faisait fort difficilement. Trois jours après son admission, il fut pris pendant la nuit, d'un accès d'étouffement violent, ainsi qu'il était arrivé plusieurs fois déjà. Cet accès était d'une violence telle que l'on se tenait prêt à faire la trachéotomie. On la différa sur la demande de M. Wilks pour procéder auparavant à une exploration laryngoscopique. Cet examen fut fait par M. le docteur Durham et révéla immédiatement la présence, à la face laryngée de l'épiglotte, d'une tumeur arrondie, assez volumineuse, faisant saillie en arrière et en bas, et masquant complétement les glottes. En arrière d'elle, on apercevait l'extrémité des replis aryténo-épiglottiques qui étaient le siége d'un gonflement apparemment œdémateux. On put alors, introduisant le doigt dans l'arrière-gorge, explorer la consistance de la tumeur, et l'on reconnut qu'elle contenait manifestement du liquide. On l'ouvrit, séance tenante, à l'aide d'un bistouri pointu, recourbé en partie, entouré de diachylon, et il s'en échappa un jet d'un liquide muqueux, épais, mêlé d'une petite quantité de sang et de pus, exactement semblable à celui que l'on trouve dans une grenouillette en voie de suppuration. L'opération fit disparaître instantanément la plupart des symptômes, et le soir même, le jeune malade chantait joyeusement dans son lit. Au bout de quelques jours, pendant lesquels on suivit avec intérêt, à l'aide du laryngoscope, la disparition de l'œdème des replis aryténo-épiglottiques, la guérison était complète. Le sujet en question fut de nouveau examiné au laryngoscope 4 mois plus tard. Il ne restait aucune trace du Kyste, et l'on distinguait seulement vers la base de l'épiglotte une petite cicatrice. (*British médical journal* 28 novembre 1863.)

Les polypes *de la trachée et des bronches* sont assez rares. Nous en connaissons quatre observations chez les enfants. J. Frank (1) avait observé des *polypes de la trachée;* voici ce qu'il en dit :

« Les auteurs ont écrit que le croup, surtout le chronique, pouvait disparaître et laisser des fausses membranes, qui deviennent le siége de polypes, principalement dans la partie inférieure de la trachée. Il existe des exemples de polypes de la trachée, qui se sont développés à la suite de l'hémoptysie et de vomissements chroniques. Ils présentent les signes qui suivent : 1° respiration extrêmement difficile, voix totalement altérée, à cause du siége profond du mal; 2° toux sèche, presque continuelle, qui semble arracher la poitrine, selon l'expression des malades; 3° crachats quelquefois rejetés au milieu de convulsions, et 4° douleur dans la poitrine. L'aspect des polypes de la trachée est aplati, cylindrique présentant comme des grappes, de petits tuyaux et des fibres. »

Cette maladie ne se trouvant décrite dans aucun traité classique moderne et le nombre d'observations que nous avons trouvées étant insuffisant pour en déduire des règles générales de diagnos-

(1) J. Franck, *op. cit.*, t. IV, p. 133.

tic, nous allons reproduire textuellement les trois observations que nous avons rencontrées (obs. C. D. E.)

Un autre fait analogue à ceux que l'on va lire a été publié dans les *bulletins de l'Académie royale de médecine* (avril 1826, t. XI, page 139). L'enfant qui en est le sujet était âgé de 10 ans et de faible constitution ; il présentait depuis plusieurs mois les symptômes d'une phlegmasie chronique du poumon et il expectora *à plusieurs reprises* des concrétions membraneuses canaliformes moulées sur les bronches.

OBSERVATION C.

Polypes des bronches, par R. Warren, membre du Collége et de la Société royale de médecine, médecin ordinaire de Sa Majesté, etc. (Lue au collége le 2 août 1767, et extraite des *Transactions médicales de Londres*, vol. I, p. 407.)

Les concrétions polypeuses dans les différentes parties du corps ont été décrites par divers auteurs de médecine, mais l'espèce désignée sous le nom de *polypes des bronches* et qui prend naissance dans les ramifications de la trachée artère, a échappé à l'observation du plus grand nombre et a été presque toujours prise pour quelque autre affection par les rares médecins qui s'en sont occupés.

Au printemps de l'année 1764, une jeune fille âgée de huit ans, d'un tempérament strumeux, fut prise de gêne de la respiration et d'une toux sèche et presque continuelle, sans douleur dans les côtés de la poitrine. Dans la journée, la difficulté de la respiration et les accès de toux diminuaient, la nuit elle se trouvait passablement bien et le matin elle allait on ne peut mieux. Six semaines après la première manifestation de ces accidents, je la trouvai plus oppressée qu'elle n'avait jamais été, son pouls était tellement précipité qu'on ne pouvait compter ses pulsations ; sa langue était blanche et humide ; sa figure était bonne, elle était d'ailleurs constipée et ne se plaignait que d'un sentiment de pesanteur au niveau de la poitrine. On tira cinq onces de sang, on lui appliqua un vésicatoire et un purgatif lui fut administré. Aussitôt après la saignée, la respiration devint meilleure et, après la purgation, l'amélioration fut encore plus sensible. Le lendemain matin, comme l'oppression continuait et que le pouls était à 120 à la minute, il fut décidé qu'on la purgerait de nouveau dans la supposition que chez un enfant de cet âge, les vers pourraient bien être la cause de ces accidents ; la jeune fille ne rendit point de vers mais, après deux ou trois selles copieuses, la respiration fut singulièrement facilitée. Pendant les six jours qui suivirent, le pouls était à 100 pulsations et la respiration, lorsque la malade était au repos, s'accomplissait aisément ; elle mangeait de bon appétit, toussait fréquemment mais sans expectoration, suait abondamment la nuit et dépérissait à vue d'œil. Le septième jour, la gêne de la respiration reparut avec un pouls aussi fréquent qu'auparavant ; un soulagement notable suivit la prise d'une dose d'oxymel scillitique qui provoqua deux autres vomissements. Durant les quatre jours suivants, l'enfant prit des gouttes d'oxymel dans une once et demie d'eau toutes les huit heures. La respiration s'amenda par cette médication, mais le pouls continua à se maintenir à plus de 120 pulsations à la minute. Pendant la nuit, douze jours après cette nouvelle attaque, elle fut réveillée subitement et faillit être suffoquée en rendant par un effort de toux une concrétion polypeuse d'un volume considérable. Cette expectoration ne fut accompagnée ni de sang, ni de mucus. Pendant les deux mois qui suivirent, elle ne passa pas plus de trois jours sans rejeter quelques morceaux de polypes, mais en moins grande quantité que la première fois. La respiration devenait pénible par le moindre exercice qu'elle prenait dans la chambre, mais quand elle était au repos ou qu'elle se promenait en plein air, elle respirait très-librement. Bien que son pouls n'ait point descendu au-dessous de 120 depuis le jour où elle avait commencé à rejeter une partie de son polype, néanmoins elle avait un appétit excellent, elle prenait de la force et de la vigueur, et les sueurs avaient complétement cessé.

C'est ainsi que se passèrent les choses du commencement de janvier 1764 à la nuit qui précéda le 28 mai suivant, époque à laquelle la fréquence du pouls et la gêne de la respiration reparurent avec une intensité nouvelle. Le matin, un polype dont les dimensions dépassaient celles de tous les autres, fut rendu pendant une quinte de toux et, en quatre jours, l'expectoration de parcelles polypeuses fut plus considérable qu'elle n'avait été dans les six semaines précédentes.

Depuis lors, l'oppression de la poitrine reparut régulièrement à intervalles de 5, 8, 10 ou 12 jours, et toujours elle était suivie d'une expulsion de fragments de la production morbide.

Pendant les jours de repos, la jeune fille semblait revenir promptement à la santé, mais, avec le retour de l'oppression, elle était de nouveau profondément abattue. Cet état se maintint plus d'une année après la première attaque jusqu'au jour où elle se plaignit d'une douleur au talon droit. A mesure que ces douleurs augmentèrent, l'oppression alla en diminuant et les rejets de polypes furent moins fréquents. Quelques semaines ne s'étaient pas écoulées qu'on découvrit la présence d'un abcès au niveau du talon et l'examen permit de constater une carie de l'os de cette région. Depuis qu'il y a en cet endroit écoulement de pus (il y a de cela maintenant plus de deux ans), la gêne de la respiration n'a point reparu et l'on n'a plus revu d'expectoration polypeuse ; toute douleur du côté de la poitrine a d'ailleurs cessé. L'orifice fistuleux du pied subsiste toujours, et les glandes du cou qui suppuraient avant et pendant la période d'expulsion des polypes continuent encore à fournir une sécrétion purulente.

OBSERVATION D.

Cas d'expectoration de concrétions bronchiques ramifiées, par le docteur Van Meerbeck. (*Gazette médicale de Paris*, année 1847, page 263.)

Il s'agit d'un enfant de 13 à 14 ans, d'un tempérament sanguin, qui expectorait habituellement des concrétions ramifiées et paraissant moulées exactement sur les divisions de l'arbre bronchique Nous ne pouvons suivre l'auteur dans tous les détails de cette observation, mais nous en rapporterons au moins les particularités essentielles.

Cet enfant, livré à des études opiniâtres, commença à dépérir vers l'âge de 11 à 12 ans. Application de sangsues sur le thorax, potion vomitive, vésicatoires sous les clavicules. C'est à cette époque que furent rendues les premières concrétions. Au bout de cinq à six semaines l'état du malade ne s'améliorant pas, M. Van Meerbeek fut appelé; il y avait de la toux, la respiration était gênée, le pouls faible, l'appétit presque nul, les forces abattues, les chairs flasques, la maigreur extrême. L'habitation à la campagne fut ordonnée comme moyen principal; on y joignit quelques ferrugineux, l'usage exclusif du lait de vache d'abord, puis de quelques aliments de facile digestion. Presque aussitôt une amélioration rapide se déclara, l'expectoration des concrétions devint plus rare. Le malade revint à la ville, les accidents reprirent leur première intensité, et il fallut regagner la campagne. Cette fois encore l'amélioration ne se fit pas attendre; l'expectoration cessa complétement. Au bout d'un an nouveau retour à la ville, nouvelle recrudescence. Appelé de nouveau auprès de l'enfant, M. Van Meerbeek constata l'état suivant : respiration ordinairement assez libre, mais très-gênée au moment de l'expectoration des concrétions. Rien de particulier à la percussion. L'auscultation fait entendre dans toute l'étendue de la cavité thoracique un fort bruit de souffle accompagné d'un râle à grosses bulles. Ce râle existe aussi bien dans les parties inférieures et moyennes du poumon que dans les parties supérieures; seulement il est moins sensible dans la partie inférieure du côté gauche où il est masqué par le bruit des pulsations du cœur, dont le retentissement s'entend, du reste, dans presque toute l'étendue de la poitrine. Le malade perçoit de temps à autre ce râle muqueux à grosses bulles, et les assistants l'ont parfois assimilé au râle des agonisants. La bronchophonie est manifeste. Les concrétions sont habituellement rendues le matin; elles sont d'une consistance charnue ou plutôt fibrineuse, d'une couleur tantôt blanche, tantôt rosée ou sanguine; cette expuition rend à la respiration presque toute sa liberté. Pouls calme et régulier, s'agitant facilement sous l'influence de la marche. Digestions normales, sueurs habituelles, plus fortes la nuit.

En présence de ces circonstances, trois questions se présentaient : 1° A quelle affection organique avait-on affaire? 2° En quoi consistaient les concrétions? 3° Quel traitement employer?

Sur le premier point l'auteur se fondant sur la distribution uniforme des signes stéthoscopiques dans toute l'étendue de la poitrine, sur le contraste existant entre des désordres aussi étendus de l'appareil pulmonaire et le peu d'intensité des symptômes généraux, repousse d'abord avec grande raison l'idée d'une phthisie tuberculeuse. La marche de la maladie et l'ensemble de son appareil phénoménal ne s'accordaient pas d'ailleurs avec cette supposition. En conséquence, il attribue les râles, la bronchophonie et le souffle bronchique à la présence des concrétions. « Ces concrétions, dit-il, se détachant par les efforts de la toux, et cheminant dans les bronches, doivent nécessairement produire un râle analogue. La production de ce râle doit encore être augmentée par la présence dans les vésicules pulmonaires et les bronches du liquide générateur de ces concrétions. Enfin, le bruit de souffle s'explique par l'obstruction momentanée de quelques rameaux bronchiques, qui active la respiration dans les tuyaux restés libres. » Nous pensons aussi que tous les signes stéthoscopiques observés étaient produits par la matière qui remplissait les bronches; mais nous ne pouvons être complétement d'accord avec l'auteur sur l'explication du phénomène. Des concrétions charnues, par conséquent solides, cheminant dans les ramifications bronchiques, ne peuvent donner lieu à des râles muqueux à grosses bulles, ces râles ne peuvent être produits que par une matière plus ou moins liquide. D'un autre côté, la respiration supplémentaire qui se fait par des canaux restés libres à côté de canaux obstrués n'engendre pas elle-même le souffle tubaire et encore moins la bronchophonie. La production de ces phénomènes est liée essentiellement à la présence d'un corps solide susceptible de transmettre le bruit formé par la respiration ou par la voix dans la trachée et les grosses bronches, non-seulement dans les bronches voisines de l'obstruction, mais encore dans la partie supérieure des bronches obstruées elles-mêmes. Nous croyons donc que le râle muqueux appartenait exclusivement à la présence d'une matière liquide ou semi-liquide dans les tuyaux bronchiques, et le souffle tubaire et la bronchophonie à la présence de la même matière à l'état concret.

Quel était le liquide? Était-ce du mucus? Était-ce du sang? L'auteur penche tout d'abord pour cette dernière hypothèse, « n'ayant jamais entendu dire, ajoute-t-il, que le mucus se coagule; » mais il ne p s'enut-assurer, un chimiste lui ayant affirmé qu'il était « impossible de distinguer par l'analyse la fibrine de l'albumine et ces deux principes du mucus. » Dans cette incertitude, il se mit à rechercher dans les auteurs des observations analogues à la sienne, et il en réunit un assez bon nombre dont les détails symptômatologiques lui ont laissé la conviction que ce genre de concrétions est formé par du sang coagulé. Nous partageons encore cette manière de voir, non à cause d'une prétendue incoagulabilité du mucus (le mucus se coagule parfois dans les cavités qui le contiennent sous des influences encore mal déterminées), non pas encore à cause de l'impossibilité de différencier chimiquement le mucus de la fibrine (le microscope eût pu remplacer le creuset), mais parce que les concrétions occupaient une grande partie de l'arbre bronchique, parce que surtout elles étaient dures, charnues, rosées et comme fibrineuses.

Enfin quel traitement convenait à une si singulière affection? L'auteur y réfléchissait avec embarras, quand il lut dans les journaux de médecine que l'emploi de l'acide nitrique à l'intérieur avait amené la guérison dans certains cas d'albuminurie et une amélioration notable dans un cas où l'on avait constaté au microscope la présence de petits cylindres fibrineux dans l'urine. L'idée lui vint alors d'essayer le même remède contre une affection paraissant consister dans l'inhalation du sang à la surface des bronches. Il prescrivit donc, le 6 juin, une potion contenant un demi-gros d'éther nitrique et dix gouttes d'acide nitrique ; le lendemain la dose de l'éther fut portée à un gros et celle de l'acide à quinze gouttes. Les jours suivants les concrétions devinrent beaucoup moins fréquentes, plus blanches, plus molles. Quand l'observation fut communiquée à la société, c'est-à-dire le 13 juin, on n'entendait plus dans la poitrine que quelques rares bulles muqueuses et un peu de bruit de souffle, la toux était rare et la respiration assez libre.

OBSERVATION E.

Expulsion d'une concrétion membraneuse sans croup, par le docteur Casper. (*Gazette médicale de Paris*, p. 600, septembre 1850.)

Henriette Schur, âgée de 12 ans, d'une constitution lymphatique, scrofuleuse dès le bas âge, fut affectée, le 2 mai 1835, d'un catarrhe inflammatoire ; au moyen de huit sangsues et d'une potion nitrée, il céda au point que l'enfant put quitter le lit le quatrième jour. La toux était rare et facile, et rien ne pouvait faire soupçonner les phénomènes rares qui suivirent.

Le 7 mai, il se déclara, d'une manière tout à fait inattendue, une violente toux avec des accès de suffocation, et la malade rendit un corps polypeux blanc jaunâtre, montrant à l'extérieur quelque ressemblance avec de la graisse coagulée, d'une consistance solide, tenace, difficile à déchirer, et présentant distinctement les ramifications des bronches. Cette masse, mise dans l'esprit-de-vin, est encore aujourd'hui conservée dans toute son intégrité.

Dans les dix jours suivants, 22 masses tout à fait semblables furent encore rejetées ; l'expulsion des dix premières était toujours accompagnée d'une violente toux et d'accidents de suffocation, mais les douze autres furent rejetées, très-facilement, après que l'enfant eut depuis longtemps quitté le lit, se trouvant sans fièvre et ayant un bon appétit et du sommeil. Il est à remarquer que, quelques années avant cette maladie, cette enfant offrait une rudesse de la voix, qui existe encore aujourd'hui ; notons de plus que l'expulsion des deux corps a eu lieu régulièrement deux fois par jour, un le matin et un vers minuit. L'enfant se portant très-bien, aucun traitement médical n'a eu lieu dans la suite.

Ce fait extrêmement intéressant a déjà été observé par Hastings, qui en a fait mention dans son traité sur l'inflammation de la muqueuse des poumons (1), où il parle de polypes des bronches qui peuvent avoir lieu dans des maladies autres que le croup. M. Casper remarque avec justesse que ces cas doivent éclairer la nature du vrai croup. Jamais, dit-il, dans le croup le plus violent, il n'a été rejeté une aussi forte masse de concrétions polypeuses que dans le cas présent où dans les derniers jours aucune inflammation n'accompagne la formation de membranes; on peut donc admettre que la formation des membranes dans le vrai croup ne sont pas dans un rapport aussi indispensable qu'on le pense communément, et par là on peut aussi s'expliquer l'efficacité de quelques remèdes, comme le foie de soufre, le sulfate de cuivre, etc., qui n'ont jamais été regardés comme antiphlogistiques. Cette observation prouve de plus que le plus grand danger dans le croup ne doit pas être uniquement attribué à l'exsudation qui produit l'occlusion de la trachée-artère, mais qu'il y a quelque chose de plus : une inflammation spécifique de nature encore indéterminée, mais dont nous trouvons des analogies dans l'inflammation scarlatineuse du cerveau, dans quelques phlogoses du péritoine et dans l'hydrencéphale.

L'observation se trouve, avec un dessin, dans le Journal allemand : *Wissenchaftliche annalen der Gesammten Heilkunde.*

Les *polypes du pharynx* sont rares surtout chez les enfants. Nous en trouvons un cas rapporté par Frank (2). Il s'agit d'un enfant de trois semaines qui était affecté depuis sa naissance de paroxysmes de dyspnée simulant le croup, pendant la durée desquels il ne pouvait prendre le sein sans être en proie à une suffocation imminente. Sous l'influence d'efforts pour vomir, un corps rouge survenait ordinairement dans la cavité de la bouche. Après avoir excité un vomissement réel par la titillation de la gorge, on aperçut sortant du centre du pharynx une masse charnue longue de trois pouces et d'une circonférence d'un pouce et demi. — Elle fut arrachée au moyen de pinces, après ligature.

(1) *Édimb. med. and Surg. journ.*, vol. IV, pag. 441.
(2) Frank, *op. cit.*, t. V, p. 314-315.

M. le docteur Dambier, de Velines (Dordorgne), paraît avoir observé un cas analogue. Voici les principaux détails de ce fait qu'il a bien voulu nous communiquer :

OBSERVATION F.

Une petite fille d'une constitution un peu délicate, d'un tempérament lymphatique assez prononcé, était sujette depuis son enfance à des accès de suffocation que les parents attribuaient à la vermination.

Au milieu de la nuit, et jamais pendant le jour, l'enfant était prise de difficulté très-grande de la respiration et de quintes de toux très-violentes qui mettaient l'enfant dans un état d'anxiété inexprimable. Tout ce cortége de symptômes cédait assez promptement, et, le lendemain, il ne restait plus qu'un peu de raucité dans la voix avec de la difficulté pour avaler. L'examen attentif de l'arrière-gorge n'avait jamais permis d'y constater qu'un peu de rougeur.

M. Dambier s'expliquait difficilement cet état qu'il ne savait à quelle affection rattacher, et dans lequel il croyait que l'élément nerveux jouait le plus grand rôle.

Dans le courant du mois de janvier 1864, l'enfant, alors âgée de 11 ans, fut prise d'un accès plus violent que les précédents. A l'arrivée de M. Dambier, l'accès était passé, l'enfant était calme et ne se plaignait presque plus. La voix était seulement un peu rauque, et il existait toujours de la difficulté pour avaler. Un premier examen ne permit de constater qu'un peu de rougeur des amygdales, mais, une seconde fois, en abaissant fortement la langue, M. Dambier occasionna des efforts de vomissements assez violents pendant lesquels, continuant l'examen, il vit tout à coup sourdre, pour ainsi dire, du fond du gosier (et comme jeté en avant à chaque nouvel effort), un petit corps de la grosseur d'une framboise à demi venue, présentant des petits mamelons rougeâtres, et supporté par un pédicule long d'un centimètre environ. Ce petit corps paraissait s'insérer derrière la base de l'amygdale gauche (probablement sur le pilier postérieur du voile du palais).

M. le docteur Dambier enleva ce polype par un procédé très-simple et très-ingénieux. Il le saisit avec une pince qu'il confia à un aide, après avoir fait passer préalablement celle-ci dans l'anneau d'un amygdalotome, puis ayant fait glisser celui-ci jusqu'au delà du polype, le plus près possible de l'insertion du pédicule, il le sectionna d'un seul coup.

Depuis l'ablation de ce polype, la jeune malade a vu disparaître complétement ses accès de suffocation et les autres symptômes, et jouit depuis d'une santé parfaite.

On voit quelquefois chez les enfants des polypes fibreux naso-pharyngiens. Dans les cas où ils marchent vers le larynx, il y a des accès de toux, de suffocation, etc., mais il suffit d'examiner l'arrière-gorge pour poser un diagnostic certain.

Comme nous l'avons dit plus haut, l'aphonie chronique et la dyspnée (surtout lorsqu'elles sont congénitales) constituent des signes probables de l'existence des polypes du larynx, car lorsqu'on consulte les auteurs classiques on voit que presque jamais ces symptômes ne se rencontrent d'une manière permanente dans les premiers temps de l'existence. M. le docteur Rahn Escher (de Zurich) a publié dans la *Gazette médicale de Paris* (année 1835, page 425) deux observations très-curieuses *de vice d'organisation congénitale* des poumons dans lesquelles la dyspnée et l'aphonie dataient aussi de la naissance.

Les faits de ce genre étant excessivement rares, nous croyons utile de les reproduire *in extenso* (obs. G et H).

OBSERVATION G.

Vice d'organisation congénitale des deux poumons, avec configuration défectueuse du larynx et de l'estomac.

A. R... était né à la fin de la 38e semaine de la gestation ; sa mère, exposée à de fréquentes congestions pulmonaires, avait souffert pendant la grossesse d'une dyspnée spasmodique alternant avec des crampes dans les mollets; son imagination n'avait été frappée d'aucune impression pénible, si ce n'est qu'une nuit elle avait rêvé que l'enfant qu'elle portait dans son sein, apporterait en naissant une organisation vicieuse de quelques organes internes; elle n'y attacha cependant aucune importance : les couches se firent régulièrement, mais le travail fut lent et nécessita l'administration du seigle ergoté ; l'enfant vint au monde avec le cordon ombilical autour du cou. Il était du sexe masculin, d'une configuration extérieure normale, et d'une constitution en apparence assez forte ; il essaya aussitôt de respirer, mais sa voix était faible, enrouée, il éprouvait une grande difficulté à crier, l'expiration paraissait se faire avec peine ; la coloration de la face et de toute la peau du corps naturelle ; la poitrine présentait une convexité parfaite, mais le cou était un peu gonflé et la respiration inégale, tantôt profonde et laborieuse, tantôt légère et comme superficielle ; jamais le thorax ne s'abaissait convenablement pendant l'expiration ; le petit enfoncement depuis l'appendice xyphoïde jusqu'à l'ombilic qui ordinairement s'efface durant l'acte de l'expiration persistait. Le pouls était régulier, mais faible ; l'enfant ne pouvait prendre le sein, que le besoin continuel de l'air lui faisait incessamment abandonner. Les jours suivants la respiration devint souvent stertoreuse et intermittente; elle faiblissait quand le petit malade était assoupi et endormi; dans l'état de veille elle devenait haute, laborieuse, sifflante comme dans le croup bien développé; pouls déprimé, inégal, intermittent, face presque toujours pâle. Les premières quatre semaines, l'enfant auquel on avait fait prendre du musc et du soufre doré d'antimoine, des lavements apéritifs, et faire des frictions mercurielles légères sur le cou, sembla se trouver un peu soulagé; cependant il ne prenait que peu de nourriture à la fois et encore la vomissait-il en partie, le thorax ne se dilatait toujours qu'imparfaitement; la voix d'abord naturelle, quand l'enfant ne jetait que de faibles cris, devenait de plus en plus rauque et sourde à mesure que les cris augmentaient; puis elle s'arrêtait tout à coup comme épuisée par la fatigue : toux et éternument rares. Quand celui-ci avait lieu, la bouche était béante et il sortait du nez une humeur muqueuse sanguinolente; l'enfant buvait peu et pleurait pendant et après le manger qui était toujours suivi de régurgitation; dans la dix-huitième semaine, développement de l'os maxillaire inférieur avec salivation; dans la vingtième, il survint subitement des vomissements de matières aigres; arrêt de la nutrition, dépérissement sans fièvre, constipation cédant avec peine aux lavements; dans les derniers quinze jours, l'estomac rejette les médicaments et les aliments, et la mort arrive par une sorte d'inanition, au milieu de fortes et de longues convulsions.

Autopsie cadavérique 24 heures après la mort.—Larynx d'une petitesse remarquable; ses cartilages et notamment le thyroïde et la paroi postérieure du crécoïde très-durs et presque ossifiés; leurs articulations d'une rigidité contre nature; même disposition des trois premiers anneaux de la trachée-artère dont le calibre rétréci jusqu'à sa bifurcation ne dépassait pas celui d'une trachée-artere d'un fœtus de six mois. Dilatation naturelle des bronches; ligaments de la glotte durs, parcheminés, tendus, de telle sorte que la pincette en glissant, les faisait résonner comme des cordes.

Poumons remplissant toute la cavité des plèvres et recouvrant entièrement le péricarde, remplis d'air, crépitant au toucher, sans adhérence ni traces d'inflammation, induration, hépatisation ou de tubercules, se laissant facilement distendre; *mais leur parenchyme était d'une texture plus grossière, plus inégale, présentant en quelque sorte de la ressemblance avec les poumons des Batraciens;* la surface était d'un rouge jaunâtre et les coupes intermédiaires d'un rouge jaune foncé; point de sérosité dans les plèvres, très-peu dans le péricarde.

Cœur, gros vaisseaux, thymus, diaphragme à l'état normal, conduit de Botal oblitéré, trou ovale encore ouvert comme chez un enfant nouveau-né; estomac et colon transverse météorisés, parois stomacales saines à l'exception du pylore qui était notablement rétréci et entouré, à une ligne du rétrécissement, d'un cercle épais de nature cartilagineuse ; intestins grêles vides et affaissés, sains d'ailleurs comme le reste des viscères : le foie un peu plus gros qu'à l'ordinaire, d'une consistance remarquable, foncé en couleur et très-riche en sang.

Il ne peut y avoir de doute sur la nature innée de l'affection des poumons ; mais il n'est pas si facile de savoir si ce défaut de conformation était un véritable vice d'organisation, ou bien un effet d'une maladie du fœtus. M. le docteur Rahn Escher penche pour la première explication. Il est probable aussi que la lésion du pylore se trouvait déjà en germe chez le fœtus ; car deux enfants de la même famille avaient déjà succombé l'un à sept mois et l'autre à quatre ans, à cette même maladie. M. Rahn Escher ne se hasarde point à donner des explications sur la cause des vices organiques du larynx et de la trachée-artère, qui paraissent d'ailleurs en rapport avec l'organisation défectueuse des poumons.

La dyspnée nerveuse de la mère pendant la gestation, l'état de congestion assez fréquent de ses poumons, les impressions pénibles qu'elle éprouva au septième mois, pendant la maladie d'un autre de ses enfants atteint du croup, ces circonstances ont-elles influé sur la production de ce vice de conformation ?

On ne peut s'arrêter qu'à des suppositions plus ou moins plausibles, mais ce qui est plus évident et à l'abri de tout doute, c'est que les poumons de l'enfant, conformés comme nous l'avons vu, ne jouissaient point de toute leur force contractile nécessaire pour chasser l'air inspiré, d'où les difficultés de l'expiration et tous les symptômes qui l'ont accompagnée. La cause de la mort doit être cherchée dans le défaut de nutrition dû à l'altération du pylore.

Il aurait été instructif d'observer combien de temps la vie aurait pu se prolonger, et jusqu'à quel point l'organisme se serait développé avec une respiration aussi imparfaite.

OBSERVATION H.

Vice d'organisation vraisemblablement congénitale du poumon droit, sur une petite fille de deux ans et six mois.

L..., âgée de deux ans et demi, d'un caractère inquiet, sujette à de l'anxiété, aux oppressions de poitrine, à de la dyspnée à chaque mouvement du corps un peu forcé, atteinte à plusieurs reprises de catarrhes pulmonaires, fut prise le 16 septembre 1833, de fièvre accompagnée d'une toux rauque et forte et de dyspnée ; des sangsues au cou produisirent quelque soulagement. Dans la nuit du 20 au 21, de nouveau, fièvre, toux et dyspnée jusqu'à la suffocation. Le 21, au matin, pouls dur, petit, très-fréquent, face pâle, bleuâtre ; selles paresseuses ; ventre tendu ; grande agitation ; toux et respiration tels qu'on ne peut plus méconnaître un croup. (Vomitif suivi de rejet de beaucoup de matières visqueuses avec des fragments de membranes. 8 sangsues au cou, lavements, calomel, soufre doré d'antimoine et digitale.) Difficulté de la respiration diminuée ; mais pouls toujours tendu et fréquent.

Un nouveau vomitif donné le 24 provoque encore une fois l'expectoration d'une grande quantité de mucosités ; on remarque que la respiration se fait maintenant plus librement dans la trachée-artère, mais elle s'embarrasse davantage dans la poitrine. L'enfant se couche sans cesse sur le côté gauche et ne prend plus aucun aliment. La faiblesse va en augmentant; affaissement des traits; mort dans la nuit du 25 par paralysie du poumon avec de légères convulsions.

Autopsie cadavérique 36 *heures après la mort.* — Cœur fort et ferme; toutes ses cavités et les gros vaisseaux remplis de caillots d'un sang noir; conduit et trou de Botal fermés; thymus encore en grande partie conservé. Poumon gauche adhérent à la plèvre costalé, latéralement et postérieuremnt, et ses différents lobes adhérents entre eux par des bandes ligamenteuses plus ou moins larges et longues de 2 à 2 pouces et demi,— tout le poumon surnageant dans l'eau dans son entier ou par morceaux. Poumon droit entièrement aplati, compact et d'une couleur bleu noirâtre, allant au fond de l'eau, où, pressé entre les doigts, il ne donne lieu à aucun dégagement de bulles d'air ; quelques vésicules superficielles seulement présentent l'aspect et la texture d'un poumon qui a déjà respiré ; insufflé, ce poumon offre alors la couleur marbrée d'un poumon sain, mais il s'affaisse aussitôt après; les coupes transversales d'un aspect plus ferme contiennent moins de sang et de sérosité que le poumon gauche; à l'extrémité supérieure du lobe supérieur on remarque une vésicule formée par la plèvre pulmonaire, grande comme une noix, s'amoindrissant par l'insufflation du poumon, entourée d'une foule d'autres petites vésicules de la grandeur d'une lentille — vaisseaux du poumon droit plus petits que ceux du côté gauche.

Larynx et partie supérieure de la trachée-artère, contenant, sans plus de traces d'inflammations, des parcelles de concrétions membraneuses et de lymphe plastique mêlées à du mucus bronchial, — les autres viscères sains; foie hypertrophié.

Il ressort de l'autopsie que l'enfant n'est pas mort du croup; il paraît plutôt avoir succombé à la circonstance suivante : la respiration ne se faisait que par un seul poumon et si cette respiration incomplète suffisait jusqu'à un certain point dans l'état de santé, elle ne pouvait plus suffire dans un état de fièvre intense comme l'est celle qui accompagne le croup. On sait combien, dans cette maladie, la respiration s'accélère, devient plus fréquente, plus intense, plus profonde ; dans ce cas le poumon, qui seul fonctionnait, devenant insuffisant à l'acte respiratoire, l'enfant a dû mourir par asphyxie ou par paralysie pulmonaire. Le phénomène le plus remarquable est sans contredit l'état du poumon droit : cet état avait-il toujours existé sans maladie antécédente? la respiration n'avait-elle jamais eu lieu, ou, rarement, ou, d'une manière incomplète? cette disposition était-elle le résultat d'une maladie fatale ou d'une affection survenue après la naissance?

Nous avons vu le poumon droit présentant entièrement les dispositions d'un poumon qui n'a point respiré. La texture anormale était donc le résultat d'une altération survenue pendant la vie fœtale, et non le produit d'une inflammation développée dans les premiers moments de la naissance; car, dans ce cas, il y aurait eu nécessairement hépatisation, dont l'état que nous avons décrit se distingue par l'affaissement complet de l'organe, son altération de texture uniforme et s'écartant peu de la configuration normale, par la facile expansion de toutes les parties du parenchyme au moyen de l'insufflation; par la possibilité de ces parties de surnager à la surface de l'eau, enfin par la couleur et la rareté du sang.

Une autre preuve que l'altération du poumon gauche a dû préexister à l'acte de la naissance, c'est la difficulté extrême que la respiration a éprouvée à s'établir, ainsi que la gêne qui l'a constamment accompagnée.

A quelle époque cette altération de structure du poumon a-t-elle eu lieu ? à un terme assez rapproché de la naissance, si nous consultons le développement régulier et la convexité parfaite du thorax, et si nous faisons attention que le poumon malade avait acquis son volume naturel.

La cause de cette lésion organique est plus difficile à constater. La placerons-nous, avec l'auteur, dans une congestion sanguine de l'organe pulmonaire, si fréquente pendant la vie fœtale et les premiers temps de la vie extra-utérine. En effet, il arrive souvent qu'à la suite de ces sortes de congestions, les poumons s'engorgent pour ainsi dire, se farcissent de matières mucoso-séreuses, et par là deviennent, au moment où la respiration veut s'établir, imperméables au passage de l'air. C'est ainsi qu'on peut s'expliquer le genre d'altération extrêmement remarquable qui nous a occupés dans la présente observation.

CHAPITRE VI

TRAITEMENT

Historique. — Au commencement du siècle dernier, lorsqu'un enfant avait de violents accès de suffocation on lui mettait un cautère à la nuque ou bien l'on appliquait au bregma une *poudre capitale (pulvis capitalis)*. On appliquait encore les gargarismes répercussifs, les clystères lénitifs, les narcotiques et les béchiques. Enfin, quand cela était possible, on ventousait et l'on saignait la céphalique ou la ranine. Quelques praticiens plus entreprenants pratiquaient, dans certains cas, la trachéotomie.

Le diagnostic des maladies du larynx était encore très-obscur, et ces divers traitements, appliqués le plus souvent au hasard, demeuraient sans résultat. Les chirurgiens avaient fini par se croiser les bras : Bichat nous apprend que jusqu'à Levret la pratique des maîtres était presque toujours d'abandonner à la nature les polypes renfermés dans les cavités profondes (1).

On sait que Levret conçut le premier l'idée de lier les polypes dans les différentes cavités qui les renferment (2). Il a consacré un chapitre de son livre aux *polypes de la gorge* et modifié pour les opérer les instruments qu'il avait inventés pour la ligature des polypes de l'utérus. Nous lui devons même un *speculum oris*, appareil très-ingénieux « qui rend la langue immobile, tient la bouche ouverte sans qu'elle puisse se fermer, et, au moyen d'une plaque polie qui fait son corps, réfléchit catoptriquement les rayons lumineux dans le lieu qu'occupe le polype (3). »

(1) *Journal de chirurgie* de Desault, t. IV, p. 263.
(2) Levret, *op. cit.*, p. 293.
(3) Levret, *op. cit.*, p. 294.

Les procédés de Levret modifiés par Brasdor, puis par Desault, ses instruments transformés par David, Herbiniau, ont opéré entre les mains de MM. Middeldorpf, Bruns, etc., maintes cures radicales, et l'on peut, sans exagération, considérer le *speculum oris* comme le point de départ du laryngoscope. J'ai cru qu'il ne serait pas sans intérêt de rappeler ici ces premières tentatives.

Les écrits de Levret, de Desault (1) et de Bichat (2) contiennent force détails sur la ligature, la section, l'arrachement avec torsion et la cautérisation appliqués au traitement des tumeurs polypeuses. Dès cette époque on peut distinguer deux modes d'opérer : tantôt en effet on se servait, pour atteindre les polypes, d'un porte-nœud à courbure marquée, de serre-nœuds, de sondes élastiques de petit calibre ; tantôt après la section du cartilage on arrachait le polype avec des pinces par des mouvements de torsion. Ces deux procédés correspondent, comme on le verra plus loin, aux deux grandes divisions que nous avons admises. Il n'est pas nécessaire de décrire ici tout au long la médecine opératoire des auteurs anciens, nous ferons seulement remarquer que Desault introduisait des sondes dans le larynx par les fosses nasales et qu'il donne le moyen de reconnaître si la sonde se trouve bien dans les voies respiratoires.

Quant à l'opération de la *bronchotomie*, il reconnaît qu'elle est souvent nécessaire. « Il est rare en effet, dit-il, que saillantes dans la bouche ces excroissances puissent être saisies, extirpées ou liées par cette voie naturelle. »

Dupuytren, comme Desault, s'est efforcé de substituer au traitement palliatif précédemment employé un traitement énergique véritablement curatif qu'il n'a pas eu l'occasion d'appliquer. L'idée de ces grands maîtres s'est trouvée réalisée plus tard de diverses manières par Koderik, Prat, A. Cooper, et par M. Ehrmann, dont l'heureuse opération eut tant de retentissement (1844) (3).

L'invention du laryngoscope a récemment inauguré une période nouvelle dans l'histoire du traitement des polypes du larynx.

(1) *OEuvres chirurgicales*, t. II, p. 285 et suiv.
(2) *Loc. cit.*, p. 261-289.
(3) Morell Mackenzie, *op. cit.*, trad. E. Nicolas, p. 103.

En ce qui concerne les enfants, je ne connais qu'un seul cas, celui de Green, dont il a été souvent question plus haut, qui soit antérieur à cette invention. On sait qu'il avait à extirper un polype fibreux. Au troisième essai il parvint à saisir la tumeur avec des crochets, et sectionna son pédicule avec un bistouri.

Les dix-neuf autres opérations que nous avons relevées sont toutes récentes. M. Rauchfuss a pu, selon son expression, nettoyer le larynx de ses végétations et obtenir une guérison complète ou presque complète. Trois guérisons ont été également obtenues par M. Morell Mackenzie par l'emploi du *tube-forceps*. M. Rodolphe Voltolini a enlevé avec un succès à peu près complet deux polypes du larynx, l'un à l'aide du galvano-cautère et l'autre à l'aide du polypotome (obs. XLVI). Le constricteur à anse (écraseur laryngien) a donné entre les mains de M. Walker de Péterboroug et de M. Bruns de Tubingue deux succès presque complets.

M. Lewin a pu pratiquer en cinq jours l'extirpation complète d'un polype assez volumineux et voir une aphonie complète et une dyspnée très-marquée disparaître tout à fait au point que, 4 semaines après l'opération, la respiration était libre et la voix claire et sonore.

Ce même médecin a pu obtenir un succès complet dans un cas et un résultat satisfaisant dans un autre par l'emploi répété des cautérisations au nitrate d'argent (partie égale d'eau, et de nitrate d'argent). Des cautérisations avec l'acide acétique cristallisé ont amené une diminution notable de l'aphonie chez un des malades observé par M. le docteur Krishaber (obs. XLI).

La trachéotomie a été pratiquée dans quatre de nos observations, soit pour prolonger la vie de l'enfant en évitant la suffocation (obs. X, XII), soit pour remédier aux dangers immédiats d'une laryngosténosie excessive, et extirper consécutivement les végétations avec la pince laryngée (obs. XXVII et XXVIII).

Dans l'un des deux premiers cas (obs. XII), le petit malade fut opéré avant l'épuisement complet de ses forces et put vivre en très-bonne santé avec une canule pendant huit mois entiers; il mourut de diphthérite. Dans le second cas que nous avons observé à Sainte-Eugénie (obs. X), la trachéotomie ne fut pratiquée que comme *ressource extrême* dans un moment où déjà l'état de sa poitrine était si mauvais qu'il n'y avait plus rien à espérer; en effet, aussitôt après l'ouverture artificielle de la trachée, on put constater l'existence d'une bronchopneumonie qui n'avait pu être diagnostiquée auparavant à cause de l'obstruction presque complète du larynx par la végétation épithéliale. La crico-trachéotomie pratiquée par M. Gilewski, chez une jeune fille de seize ans (obs. XLV), a donné, trois mois après, un succès complet.

Dans vingt-deux de nos observations aucun traitement chirurgical n'a été tenté, une médication interne a été seule employée, elle a paru produire des améliorations dans quelques cas; des soulagements assez marqués ont été signalés, notamment après les vomitifs, ce que M. Dufour explique avec raison par le rejet probable de fragments de polypes pendant les efforts du vomissement. Assez souvent, cependant, cette médication n'a eu d'autre résultat que d'affaiblir le malade et d'aggraver par suite sa situation. — Dans tous ces derniers cas, du reste, la mort a été la conséquence inévitable. — Ces résultats parlent assez haut pour démontrer, s'il y en avait besoin, que dans les polypes du larynx, plus que dans toute autre affection, la vie du malade dépend d'une manière immédiate de la sûreté du diagnostic et de l'emploi d'un traitement local approprié et habilement dirigé.

C'est surtout dans le traitement des polypes du larynx que l'utilité du laryngoscope se fait sentir, car, sans lui, à moins de circonstances très-rares, on n'arrivera à connaître ni le nombre, ni le volume, ni la nature, ni enfin le siége précis d'implantation des polypes. L'introduction de cet instrument dans la pratique commune sera pour le médecin et pour les malades une excellente chose; la précision qu'il permet d'apporter dans le diagnostic, et dans le traitement des tumeurs du larynx, doit être considérée, à juste titre, comme un des plus beaux progrès qui aient été réalisés dans ces derniers temps. Le traitement des polypes du larynx ne peut être qu'un traitement local, il est malheureusement prouvé que, à part les vomitifs dont nous avons parlé, les médications internes sont tout au moins douteuses et incertaines quand elles ne deviennent pas nuisibles en affaiblissant le malade. Nous diviserons le traitement local en palliatif et curatif.

Traitement palliatif. — Sous le nom de traitement palliatif, nous comprenons seulement la trachéotomie, qui sera pratiquée toutes les fois que le médecin, appelé trop tard, arrivera près d'un malade en proie à une dyspnée intense, que l'asphyxie sera imminente et qu'il s'agira avant tout d'empêcher la suffocation. On pourrait encore employer la trachéotomie comme moyen préventif, si le polype était pédiculé, et que par son siége, son volume et sa mobilité il devînt une cause possible de suffocation immédiate et subite.

Traitement curatif. — Le traitement curatif consistera dans l'emploi de différents topiques caustiques ou simplement astringents, et dans des opérations à l'aide d'instruments piquants, tranchants, contondants ou de la galvano-caustique. — L'emploi de ces divers moyens pourra se faire par les voies naturelles ou par des voies artificielles créées par une opération préalable, la laryngotomie ou la laryngo-trachéotomie.

De l'application des remèdes dans le larynx, au moyen du laryngoscope. — Ces remèdes topiques sont le plus souvent des caustiques liquides, solides ou pulvérulents.

Les médicaments liquides que M. Morell Mackenzie a trouvé les plus efficaces sont : les solutions de nitrate d'argent (de 3,60 à 7,20 sur 30), de perchlorure de fer (de 7,20 sur 30), de sulfate de cuivre (de 0,60 sur 30), de sulfate de zinc (de 0,30 sur 30), d'alun (de 1,80 sur 30), d'acide carbolique (de 1,80 à 5,40 sur 30), et d'iode. La solution de perchlorure de fer est celle dont M. Morell Mackenzie se sert le plus souvent. Selon ce savant médecin, la glycérine est un dissolvant utile pour la plupart de ces agents. Sa densité est plus convenable que celle de l'eau pour permettre un contact prolongé des remèdes sur la membrane malade (1). M. le docteur Krishaber fait remarquer dans une de ses observations (obs. XLI) qu'il a obtenu à plusieurs reprises de bons effets des cautérisations des polypes du larynx avec la solution d'acide acétique (partie égale d'eau et d'acide acétique cristallisé). — Il préfère dans beaucoup de cas cet agent au nitrate d'argent.

Pour appliquer les remèdes liquides dans le larynx, on pourra se servir d'une éponge, d'un pinceau laryngien, ou bien d'un appareil à injection laryngée, pour diriger un jet fin de liquide sur la partie malade. Quand on se sert de l'éponge, on en coupe un mor-

(1) *Op. cit.*, p. 78.

ceau pyriforme, dont la partie supérieure a, lorsqu'elle est imbibée de la solution, un demi-centimètre à un centimètre de diamètre, selon le calibre du larynx. Pour s'en servir, on la fixe à l'extrémité antérieure d'un porte-éponge, par son extrémité supérieure mince. Comme porte-éponge on peut employer un fil en aluminium, aplati des deux côtés, dont l'extrémité antérieure est courbée dans une longueur de quatre à cinq centimètres à angle droit arrondi ; à cette extrémité est soudée une enveloppe épaisse en argent, fendue dans toute son épaisseur suivant son axe longitudinal. — Les deux valves qui résultent de cette division portent chacune à la face interne trois petites pointes qui entrent dans des trous correspondants quand on rapproche les valves en faisant avancer un anneau; on introduit l'éponge dans l'écartement de ces deux valves ou branches que l'on serre ensuite; de cette façon l'éponge est solidement fixée.

M. Bruns, à qui nous empruntons ces détails, conseille de diriger toujours l'application de l'éponge avec le laryngoscope, car, sans cet instrument, on ne serait jamais sûr d'être entré dans le larynx plutôt que dans le pharynx ; en retirant le pinceau, on touche d'autres parties, mais cela n'a pas grand inconvénient.

Le pinceau laryngien se compose de pinceaux en poils de chameau ou d'écureuil, coupés carrément à leur extrémité, et fixés solidement à un fil d'aluminium ou d'argent courbé sous un angle convenable.

Il est très-utile, d'après M. Morell Mackenzie, pour appliquer les solutions caustiques, astringentes, altérantes ou sédatives.

Le procédé de l'*injection laryngée* a, sur le premier, l'avantage d'éviter l'irritation causée par le contact de l'éponge; seulement il a l'inconvénient de ne pas permettre, comme l'éponge, une localisation si précise et si sûre : on ne peut ni limiter exactement la quantité du liquide, ni en restreindre l'application à certains points.

M. Bruns l'emploie seulement dans les cas où il faut agir sur une grande étendue de la face supérieure des deux cordes vocales. Quant à M. Morell Mackenzie, il ne conseille pas cette méthode de traitement. Nous ne nous arrêterons pas à la description des diverses sortes de seringues qui ont été inventées pour injecter les liquides dans la cavité laryngienne. — La principale objection à faire contre l'emploi des appareils à injections c'est que, par ce mode d'application, on produit plus facilement un état spasmodique qu'avec les pinceaux.

On pourra encore se servir d'un *pulvérisateur* pour appliquer les liquides médicamenteux dans un état de division extrême. — Les solutions caustiques ne doivent pas être mises en usage avec les pulvérisateurs. Les solutions faibles d'acide carbolique (0,30 sur 30), de tannin (0,30 sur 30), de perchlorure de fer (0,18 sur 30), ont généralement réussi à M. Morell Mackenzie dans les affections de la gorge; peut-être le tannin et l'acide acétique (que nous verrons préconisés tout à l'heure contre les polypes du larynx seraient-ils plus actifs à l'état de solutions pulvérisées.

Les *substances réduites en poudre* ont l'avantage sur les solutions d'être plus actives et de rester plus longtemps en contact avec la partie malade. Mais elles ont comme celles-ci l'inconvénient de se porter sur les parties saines aussi bien que sur les parties malades, ce qui ne pourra être avantageux que dans le cas de végétations multiples. La plus efficace de ces substances est, selon M. Bruns, le nitrate d'argent.

Comme on ne peut pas le réduire en poudre, propre pour cet usage, il faut le mélanger avec une autre substance.

M. Bruns préfère la magnésie; il a l'habitude de commencer avec nitrate d'argent une partie, et magnésie six à quatre parties, et il augmente peu à peu jusqu'à mettre parties égales de l'un et de l'autre.

Après le nitrate d'argent, c'est le tannin qui semble le plus efficace.

On peut appliquer les substances en poudre de deux manières : ou bien en trempant un pinceau dans la substance pulvérulente, et en l'introduisant jusqu'à l'endroit malade (M. Bruns a renoncé à ce procédé qui est difficile dans son application), ou bien en remplissant de la poudre un tube recourbé, que l'on introduit dans le larynx; on chasse par insufflation la poudre vers les points que l'on veut soumettre à son action.

Les *caustiques solides* sont préférables aux caustiques liquides et pulvérulents, dans tous les cas où il faut une action énergique et précise, par exemple quand le polype n'est pas encore assez volumineux pour exiger l'ablation, ou bien après celle-ci pour détruire ce qui reste. — Le caustique le plus efficace de ce groupe est encore le *nitrate d'argent;* il a l'avantage de ne pas s'altérer à l'air, de se laisser facilement et sûrement fixer aux instruments, de donner une eschare solide et d'avoir une action limitée. Comme il agit superficiellement, il n'est pas applicable aux cas qui réclament une cautérisation profonde. Le *sulfate de cuivre* a aussi une action superficielle. M. Bruns s'en est plusieurs fois servi.

Les *escharotiques* ont une action profonde; voici ce que M. Morell Mackenzie dit de leur emploi : « Lorsque la plus grande partie de la membrane muqueuse du larynx est couverte de végétations, comme il arrive quelquefois, il est inutile de tenter de les enlever par la bouche, ou d'ouvrir pour cela le larynx (à la manière de Ehrmann). Dans ces cas, on peut retirer les plus grands avantages de l'emploi des escharotiques, et j'ai eu l'occasion d'appliquer les acides nitrique et chromique ainsi que la pâte de Vienne. Cette dernière préparation a donné les résultats les plus satisfaisants. Cette classe de médicaments ne doit être employée que par ceux qui ont une grande habitude d'introduire les instruments dans le larynx. » M. Bruns n'a pas réussi à limiter ainsi l'action du caustique chez l'enfant de l'obs. XIII, et à ce sujet il fait remarquer que cette délimitation n'est applicable que chez l'adulte dont le larynx a de plus grandes dimensions. Pour appliquer les caustiques solides, il faut des instruments particuliers qu'on appelle porte-caustiques laryngiens. Il en existe plusieurs très-ingénieux pour la description desquels nous renvoyons aux traités spéciaux de laryngoscopie.

Des opérations pour enlever les polypes du larynx par les voies naturelles à l'aide d'instruments tranchants, piquants ou contondants. — Depuis que l'œil dirige la main dans l'intérieur du larynx, de nombreuses tumeurs laryngiennes ont été enlevées avec succès par différentes méthodes. L'opération avec les *instruments tranchants*, tels que les ciseaux, les bistouris en forme de ciseaux, les bistouris courbes ayant l'extrémité antérieure tranchante des deux côtés, revêtue d'une enveloppe dont elle ne sort que dans le larynx, cette opération, dis-je, réussit d'autant mieux que la base du polype est plus étroite. Si la base est large, il en reste une partie qui pourra disparaître seule si elle n'est pas considérable, mais qui, le plus souvent, nécessitera une nouvelle opération avec l'instrument tranchant ou avec l'anse dont nous parlerons plus loin.

M. Bruns recommande de faire dans la tumeur des incisions préalables qui ont pour but de troubler sa nutrition et de la faire tomber en partie ou en totalité. Cette scarification des tumeurs laryngiennes a été pratiquée, dans quelques cas exceptionnels, par M. Morell Mackenzie à l'aide d'un instrument qu'il a imaginé (auquel il donne le nom de *lancette laryngienne*). Il consiste en un petit couteau ou lancette à double tranchant, placé dans un tube convenablement courbé pour être introduit dans le larynx. Des tubes courbés sous des angles différents peuvent s'adapter à la tige de l'instrument. Avec cette lancette on peut opérer soit à la partie supérieure soit à la partie inférieure du larynx.

L'ablation des polypes du larynx peut se faire par *pression* ou par *écrasement* à l'aide d'*instruments mousses* qui sont, d'après M. Bruns, au nombre de trois : 1° la *pince laryngée*, 2° le *grattoir*, 3° l'*anse* (*écraseur* ou *constricteur laryngien*). Pour pratiquer l'extirpation des tumeurs du larynx, M. Morell Mackenzie emploie, suivant les cas, le tube-forceps, le forceps ordinaire ou des ganses raides en fil de fer en forme de boutonnière.

La *pince laryngée* de M. Bruns et le *forceps ordinaire ou pinces forceps ordinaires* de M. Morell Mackenzie sont des pinces minces et courbées de manière à pouvoir être introduites dans le larynx — elles sont fréquemment employées. — Selon M. Bruns, la pince laryngée n'est applicable que dans le cas où l'on peut bien voir la partie malade et bien surveiller son action, par ex. : dans les petits polypes à pédicules minces qu'on peut détacher et enlever complétement avec les pinces. Si les polypes sont volumineux et lobulés, on pourra détacher et enlever des lobules à l'aide de ces intruments comme cela a été pratiqué par M. Rauchfuss (obs. IX).

Le *tube-forceps* se compose d'une pince laryngée ordinaire renfermée dans un tube en acier qui fait rapprocher l'une de l'autre les dents du forceps lorsqu'on fait avancer le tube sur l'épaulement des lames. De cette manière, l'extrémité seule de l'instrument entre à peine en mouvement quand on saisit les tumeurs. Les lames du forceps ont des dents tranchantes et aiguës, mais leurs bords sont arrondis. Avec cet instrument, l'opérateur peut saisir les excroissances qui naissent près de l'insertion antérieure des cordes vocales ou se sont développées vers les cartilages aryténoïdes, ou sur l'un des côtés du larynx.

Le *grattoir* est une tige métallique de la même longueur et de la même courbure que la *sonde laryngée* dont nous avons parlé; l'extrémité de la partie courbée est pourvue d'une gouttière longue et profonde qui se termine par un cul-de-sac. On l'emploie pour enlever par le grattage (*ramonage* du larynx de M. Verneuil) de petites granulations molles, papillomateuses, qui sont trop peu proéminentes pour être saisies par l'anse. C'est ce que fit à plusieurs reprises M. Bruns, chez le petit malade de l'observation XIII.

Écraseur laryngien. — Le Dr Walker de Peterboroug qui, le premier, réussit à enlever une tumeur du larynx, en Angleterre, a modifié la double canule de Gooch, et donné au nouvel instrument le nom d'*Ecraseur* (obs. XLIII). Plus tard, M. le Dr Duncan Gibb modifia cet instrument, après avoir fait des expériences minutieuses sur le larynx des cadavres, afin de trouver un degré de courbure qui permît d'atteindre les diverses parties de la cavité laryngienne et notamment les parties antérieures : M. Duncan Gibb a trois ou quatre fois utilisé cet instrument. Le docteur George Johnson, qui a, de son côté, perfectionné l'écraseur, l'emploie avec le plus grand succès. Le Dr Russel (de Birmingham) a relaté un cas très-intéressant dans lequel une tumeur laryngienne fut enlevée, par MM. Bracey et Bolton, avec une paire de pinces forceps ordinaires courbées (1). A cette liste que nous prenons dans l'excellent ouvrage de M. Morell Mackenzie, nous ajouterons le magnifique succès obtenu par M. le Dr Trélat, à l'aide d'un serre-nœud dont il a eu l'idée (2).

M. Moura-Bourouillou a lu, au congrès médico-chirurgical de Rouen, une observation de section d'un polype du larynx à l'aide d'un *serre-nœud recourbé* (3).

En Allemagne, M. le professeur Bruns recommande l'emploi de

(1) Russel, *On laryngeal disease*, p. 16; London, 1864.
(2) *Gazette hebdomadaire*, 1863, p. 291.
(3) *Ibid*, p. 737.

l'écraseur quand le polype est pédiculé ou quand on veut enlever des lobes ou des morceaux d'une tumeur en chou-fleur (obs. XXXII). Lorsque la base est large, il faut d'abord y faire des incisions pour donner à la tumeur une forme propre à être enlevée par l'anse. D'après M. Morell Mackenzie, l'écraseur peut être employé seulement lorsque la tumeur est située sur le bord ou sur la surface supérieure de l'épiglotte, c'est-à-dire, en d'autres termes, lorsqu'elle peut être atteinte avec le doigt. En effet, les polypes du larynx se montrent plus souvent sous l'aspect d'excroissances verruqueuses que sous celui de vrais polypes. On ne trouve pas plus de trois ou quatre tumeurs distinctement pédiculées dans les musées des hôpitaux de Londres. Dans douze de nos observations, la tumeur a un pédicule distinct, tantôt arrondi, tantôt aplati et plus ou moins long. De plus, dans ces cas peu nombreux de tumeurs pédiculées, le pédicule perd de sa force lorsqu'elles atteignent une certaine grosseur, et alors, la tumeur tombant par son propre poids, entraîne le pédicule avec elle; il devient de la sorte impossible d'entourer le pédicule avec le fil de l'écraseur; exceptionnellement une parcelle de la tumeur peut bien rester engagée dans le fil de fer ou bien être portée au dehors du larynx, comme cela arrive lorsqu'on emploie la simple *ganse* en fil de fer rigide; mais, ajoute M. Mackenzie, l'instrument est plus compliqué et moins efficace que la simple ganse en forme de boutonnière. — Des *ganses* ou des anneaux en fil de fer rigide seront donc employés lorsqu'on ne pourra introduire les autres instruments dans le larynx. S'il est possible de se servir du forceps, on n'emploiera pas les ganses en fil de fer, à cause du danger que présente la chute des parcelles de tumeurs dans la trachée. On s'expose au même danger en excisant les excroissances avec des ciseaux simples; aussi, M. Morell Mackenzie, se sert-il de ciseaux qui ont des crochets sur chaque lame, afin de saisir les parties divisées et de prévenir leur chute dans la trachée.

Opération galvano-caustique de Middeldorpf. — Cette opération, dont M. Reichelt, dans sa thèse inaugurale (1), rapporte trois exemples, a été pratiquée avec succès par Balassa, en 1861, sur une jeune fille de quatorze ans.

(1) C. Reichelt, *Thèse citée*, p. 5, 6, 7 et 15.

L'*opération, par en haut, par ligature galvano-caustique* (*ligaturam candentem galvano-causticam*) est indiquée quand la tumeur est ferme et résistante, que son pédicule est lâche et mince et qu'elle surmonte le larynx, c'est-à-dire quand elle est extra-laryngée ou bien quand, dès l'origine, elle est implantée au bord supérieur du larynx ou derrière l'épiglotte et qu'elle est laryngo-pharyngée.

Dans son grand traité de laryngoscopie, M. le professeur Bruns de Tubingue dit que, quoiqu'il soit très-simple d'employer la force *galvano-thermique* ou *galvano-caustique* pour enlever des tumeurs, il ne connaît pas de cas où cette force ait été appliquée au larynx parce que, ajoute-t-il, dans les cas de Middeldorpf il ne s'agissait pas de vraies tumeurs du larynx, puisqu'on pouvait les voir et les sentir dans l'arrière-gorge, sans le laryngoscope. Dans deux cas (obs. X et obs. XIII de son ouvrage), il a employé cette force avec succès. On pourra lire à la fin du recueil d'observations (obs. XLVI) un cas de guérison de polype du larynx obtenu par M. Rodolphe Voltolini à l'aide du *galvano-cautère*.

Selon M. Bruns, la méthode galvano-caustique est difficile dans son emploi. Son action ne peut pas être limitée comme celle du nitrate d'argent. Mais, à côté de ces inconvénients, elle a des avantages : 1° son action est plus profonde que celle d'aucun caustique, ce qui doit être pris en considération quand le polype est volumineux; 2° elle met à l'abri de toute perte de sang et cause très-peu de douleur.

Cette méthode sera applicable toutes les fois qu'il faudra détruire des polypes qu'on ne peut enlever ni par une action mécanique ni par les caustiques trop faibles et insuffisants. Pour préciser davantage les indications, dit M. Bruns, il faut attendre des observations ultérieures; mais, la condition indispensable de l'emploi de cette méthode est, que l'application du fil de platine à l'endroit malade puisse être exactement vue et surveillée par le médecin.

De la laryngotomie. — Des discussions très-intéressantes se sont élevées, il y a quelques années, au sein de l'Académie de médecine (séance du 28 avril 1863) et à la Société de chirurgie (séances du 30 mars au 13 avril 1864), au sujet des indications et des contre-indications de cette opération dans les cas de polypes du larynx.

M. Trélat, à propos du fait dont nous avons parlé précédemment, discute la valeur du procédé opératoire auquel il a eu recours dans cette circonstance, ainsi que les indications de son emploi. Il pense que, lorsqu'un polype siége au-dessus de la glotte, qu'il offre un certain volume et qu'il est pédiculé, on doit avoir recours à l'extirpation par la bouche. « Il est des cas, sans doute, ajoute-t-il, où l'urgence des accidents et l'intolérance du malade mettent le chirurgien dans la nécessité d'agir incontinent, de parer avant tout aux menaces d'asphyxie et, alors, c'est la laryngotomie qui devra être faite; mais, en général, quand on aura pu se rendre un compte exact de la lésion et accoutumer l'opéré aux manœuvres qu'il devra supporter, l'opération par les voies naturelles paraît indiquée. »

Est-ce à dire que tout polype siégeant dans la glotte, au-dessous d'elle, entraînera forcément une opération sanglante? Nullement. M. Bruns a pu deux fois déjà enlever par la bouche des polypes intra-glottiques, et M. Fauvel traite en ce moment un malade qui est presque complétement débarrassé de polypes multiples occupant le même siége.

Il ne faut pourtant se faire aucune illusion, mais prévoir que, lorsque le polype prendra naissance dans la glotte ou au-dessous d'elle, on sera le plus souvent contraint d'avoir recours à la laryngotomie. Chez quelques malades, la sensibilité du larynx est telle qu'on ne peut porter aucun instrument dans la glotte; chez d'autres, la position et l'insertion du polype nécessitent des instruments particuliers qui ne remplissent l'indication qu'après des tâtonnements inévitables.

A propos du fait de M. Trélat, Follin et M. Verneuil ont proposé d'établir deux groupes de polypes laryngiens : ceux qu'on voit et qu'on peut opérer sans le laryngoscope, et ceux qu'on ne voit pas et qu'on ne peut opérer sans cet instrument(1). Cette distinction est importante au point de vue pratique, parce que les tumeurs qui se voient peuvent être saisies et enlevées par la bouche,

(1) Verneuil, *Traitement chirurgical des polypes du larynx.* (*Gaz. hebd.*, 1863, p. 161.)

tandis que la laryngotomie sera souvent nécessaire pour enlever les polypes qui ne peuvent être aperçus sans le laryngoscope.

M. Debrou, d'Orléans, a communiqué à la Société de Chirurgie, en 1864, un cas de laryngo-trachéotomie qui n'a pas été heureux, mais la science possède aujourd'hui un bon nombre de faits qui témoignent de l'innocuité de cette opération.

M. le docteur Gilewski, de Cracovie (obs. XLV), fait remarquer, à propos du cas qu'il publie que, si la division du cartilage thyroïde chez les personnes âgées (le malade de M. Debrou avait 52 ans), peut présenter de sérieuses difficultés et entraîner une périchondrite et même la suppuration du cartilage, — crainte qui semble exagérée, — et que si l'ossification de ce cartilage la contre-indique, il n'en est pas moins vrai que cette opération est parfaitement applicable chez les jeunes sujets. Ainsi s'établit, par la pratique, le pour et le contre de cette opération, dont M. Ehrmann a été l'un des promoteurs. M. Gibb vient de la défendre avec bien plus de force en en faisant un historique complet devant la *British medical association.*

Aux quatre cas de succès signalés avant l'emploi du laryngoscope, savoir : ceux de Brauers, de Louvain; Ehrmann; Buck, de New-York, et Pirogoff, de Heidelberg, il en ajoute dix, publiés depuis l'usage de cet instrument.

Dans une thèse soutenue, l'année dernière, devant la faculté de Strasbourg (2), M. Schwebel rapporte sept observations qui attestent l'efficacité de la méthode; sa conclusion est que les polypes muqueux et fibreux peuvent être extraits par les voies naturelles; dans les cas de papillomes, qui occupent le plus souvent la portion sus-glottique du larynx, et qui tendent à envahir peu à peu toute la muqueuse, dans les cancroïdes, lorsque l'asphyxie est imminente, l'opération sanglante est nécessaire, et cette opération a éussi dans le fait de M. Kœberlé. Des indications particulières peuvent aussi résulter de la coexistence d'une ossification du cartilage. M. Schwebel ajoute que le cancroïde vrai, repullulant presque atalement, une extirpation partielle du larynx lui est seule appli-

(2) *De la laryngotomie thyroïdienne et de ses médications*, thèse inaugurale Strasbourg, 1866), par le Dr A. Schwebel.

cable. — Quant aux papillomes, il leur faut, suivant ce médecin, une opération sanglante directe, suivie de cautérisations énergiques. — Ces conclusions nous semblent exagérées en certains points, notamment en ce qui concerne l'extirpation partielle du larynx dans les cas d'épithéliome.

Depuis la publication de la thèse de M. Schwebel, un excellent mémoire a été lu par Follin à l'Académie de médecine (séance du 18 septembre 1866), et publié, cette année, dans les Archives de médecine(1). Ce chirurgien distingué recommande cette opération (dans les cas de polypes du larynx qu'on ne peut pas enlever par les voies naturelles) comme étant d'une grande facilité et d'une innocuité complète.

M. Velpeau (*médecine opératoire*) donne sa haute approbation à la aryngotomie thyro-hyoïdienne qui, pour me servir de ses propres paroles, permet de frayer au doigt et aux pinces une voie qu'on élargit à volonté, et qui permet de parcourir toute la glotte sans altérer en rien, ni les rubans vocaux, ni les cartilages, mais il ne cite aucun fait à l'appui de sa pratique.

Malgaigne n'appliqua pas non plus cette opération qu'il dit avoir, le premier, proposée et décrite. Mais, dans son *Manuel de médecine opératoire*, il recommande cette laryngotomie sous-hyoïdienne dans laquelle on ne blesse pas les cordes vocales comme dans la laryngotomie thyro-hyoïdienne, quelquefois difficile à pratiquer, passé 40 ans, à cause de l'ossification du cartilage thyroïde.

La laryngotomie thyro-hyoïdienne pratiquée, Follin enleva par torsion et par quelques légers coups de ciseaux successivement et très-facilement une dizaine de polypes fibreux insérés sur la muqueuse qui recouvre la face antérieure des cartilages aryhénoïdes, polypes de volume variable, et dont quelques-uns étaient plus gros qu'une noisette.

Le jeune homme a parfaitement guéri. L'habile chirurgien dont nous avons cité l'opinion fut gêné au moment de l'opération par un petit suintement sanguin, provenant des lèvres de la plaie cutanée.

(1) *Exposé d'un cas de polypes multiples du larynx, traités et guéris par la laryngotomie thyro-hyoïdienne avec remarques;* par le Dr E. Follin. (*Archives générales de médecine*, février 1867, p. 130 à 149.)

Aussi conseillait-il à ceux qui auraient à pratiquer, dans des conditions semblables, une laryngotomie sous-hyoïdienne, de commencer par diviser toutes les parties molles jusqu'à la membrane thyro-hyoïdienne et quand, au bout d'une heure ou deux, l'hémorragie serait complétement arrêtée, d'ouvrir le larynx, bien sûr alors de n'éprouver aucune gêne et d'achever l'opération à sec.

D'après ce qui précède on peut conclure que la laryngotomie, quoiqu'elle soit une opération facile et innocente, devra être réservée pour les cas difficiles dans lesquels les polypes, par leur nombre considérable, par leurs points d'implantation multiples et profonds ou par leur grande tendance aux récidives, demanderaient trop de temps et trop de patience pour être enlevés par les voies naturelles qui ne permettent pas l'emploi de moyens aussi directs et aussi énergiques.

Pour appliquer facilement les remèdes ou les instruments dans le larynx, il faut une longue éducation chez le médecin et même chez le malade, mais surtout qu'on ne se laisse pas décourager par les premiers essais quand ils sont demeurés infructueux, car on arrive toujours chez l'enfant comme chez l'adulte non-seulement à voir l'intérieur du larynx, mais encore à y diriger des instruments qui permettent d'obtenir les résultats les plus satisfaisants.

Le traitement des polypes par les voies naturelles a donné, surtout entre les mains des médecins étrangers, de trop nombreux succès pour ne pas mériter d'être pris aujourd'hui en sérieuse considération.

M. Rauchfuss, comme nous l'avons vu, s'est servi avec avantage de la pince laryngée pour l'extirpation de tumeurs épithéliales obstruant le larynx presque complétement. Ainsi M. de Mackenzie, qui, outre les trois cas de succès que nous reproduisons (obs. XIX, XXV et XXXVIII) en a obtenu beaucoup d'autres qu'il cite dans son *Traité de laryngoscopie*. Avec le forceps ou le tube-forceps, ce médecin a pu enlever des excroissances verruqueuses siégeant dans la partie supérieure du larynx ou sur les cordes vocales et voir disparaître les symptômes d'aphonie et de dyspsnée. L'opération par les voies naturelles a été pratiquée avec succès à l'aide de l'écraseur laryngien par MM. Walker, de Péterboroug, Duncan-Gibb et Bruns. Green, de New-York, a opéré deux fois avec succès par la bouche. Enfin nous connaissons les méthodes pratiquées en Allemagne par MM. Middeldorpf, Voltolini et Lewin.

En France, l'opération par les voies naturelles a été rarement pratiquée : cependant MM. Trélat, Fauvel, Moura-Bourouillou et Ozanam en ont fourni des exemples. Ce dernier chirurgien a pu, en deux séances, enlever deux polypes à surface mamelonnée qui étaient insérés au-dessous des cordes vocales inférieures, au point de jonction du larynx et de la trachée. Il s'est servi, pour leur ablation, de l'instrument ingénieux de M. Mathieu, le *polypotome en guillotine*, modèle de l'amygdalotome, mais fonctionnant à l'extrémité d'un long manche recourbé et disposé pour agir avec son anneau sur la partie postérieure du larynx. La guérison ainsi obtenue a été complète (1). Enfin, tout récemment, M. le docteur E. Fournié a lu à l'Académie de médeciné (séance du 25 juin 1867) une note sur l'*Extirpation d'une tumeur fibreuse* assez volumineuse qui bouchait complétement la cavité laryngienne. La voix était abolie depuis 4 ans et la respiration se faisait avec de si grandes difficultés que la trachéotomie avait été pratiquée préalablement pour assurer la vie du malade. M. Fournié a été assez heureux pour enlever la tumeur par la bouche au moyen de pinces courbes particulières, construites par MM. Robert et Colin.

En résumé, la laryngotomie n'a été pratiquée qu'une seule fois à notre connaissance, chez un enfant (obs. XLV). Cette opération amena la guérison de la petite malade, mais nous ne voyons pas que les autres praticiens étrangers, auxquels nous devons presque tous les renseignements qui nous ont servi dans ce dernier chapitre, y aient eu recours. Il nous semble cependant que dans quelques-unes des observations qui suivent, dans l'observation XIII, par exemple, on aurait bien plus rapidement triomphé de cette affection par l'application des procédés décrits après l'ouverture du larynx.

(1) *France médicale*, 1863, 3e série, vol. III, p. 321.

FIN.

OBSERVATIONS.

OBSERVATION I.

Polype *congénital* du larynx chez un garçon de sept ans et demi. — Mort. — Autopsie, par T. A. Barker M. D., médecin à l'hôpital Saint-Thomas, etc. (Observation extraite des *Transactions médico-chirurgicales*, année 1855, p. 223, et traduite par M. Colas, interne des hôpitaux.) [Pl. IV, fig. 1.]

S. W. H., jeune garçon de 7 ans et demi, fut reçu à l'hôpital Saint-Thomas, dans mon service, le 31 octobre 1854.

Sa mère, qui l'amena à l'hôpital, partit sans me donner de renseignements, et, comme l'enfant ne pouvait parler qu'à voix basse, je ne pus tout d'abord connaître l'histoire de la maladie. A première vue, je pensai que le jeune garçon était en proie à une attaque de croup ; il tenait la tête constamment renversée en arrière; le bruit respiratoire et la toux semblaient bien appartenir à une affection croupale. Mais, quand il eut été examiné pendant quelque temps, je remarquai que la respiration, toux en étant pénible et précipitée, demeurait régulière; qu'il n'y avait point là les apparences d'un état fébrile et d'un trouble général de l'économie, et que la pression sur le larynx et la trachée ne déterminait aucune douleur. Lorsque le malade avalait, la déglutition était gênée, mais elle n'était pas douloureuse. La face n'était point rouge, le pouls, petit, était à 112, la langue était chargée; les mouvements respiratoires, au nombre de 22 par minute, étaient pénibles, comme je l'ai dit plus haut, mais conservaient leur régularité, et l'expiration succédait presque immédiatement à l'inspiration. La poitrine avait sa conformation normale et résonnait admirablement partout; toutefois, ainsi qu'il arrive habituellement dans le cas d'obstruction partielle du larynx, on n'entendait point le bruit respiratoire en appliquant le stéthoscope sur le thorax.

Il serait difficile de donner une idée exacte de la nécessité pressante qu'il y avait d'intervenir en présence des symptômes qui existaient, la première fois que je vis le malade. Le cas était tel que, si j'avais eu affaire à un adulte, et que j'eusse pensé à une affection aiguë, je n'aurais pas cru agir sagement en attendant l'action comparativement lente de médicaments tels que le mercure et l'antimoine; bien plus, si un soulagement immédiat n'avait pas suivi les émissions sanguines, j'eusse recommandé la trachéotomie. La difficulté plus grande, les suites plus chanceuses d'une opération faite sur un enfant de sept ans, les doutes qui peuvent exister sur l'état de la trachée et des poumons avec beaucoup plus de raison que chez un adulte, toutes ces circonstances m'eussent fait hésiter dans le cas actuel. D'autres considérations aussi me guidaient dans mon appréciation sur l'opportunité d'une opération. J'ai dit plus haut que l'enfant ne pouvait parler qu'à voix basse; toutefois, comme il était intelligent, j'avais appris de lui sans peine par les gestes, qui étaient ses réponses aux questions que je lui faisais, qu'il était malade depuis plus d'une année, et que tous les accidents ne remontaient pas seulement à la dernière quinzaine. Ces renseignements étaient confirmés, deux jours plus tard, par la mère; je sus ainsi que toujours il avait été enroué, et *que sa respiration avait été sifflante depuis sa naissance*. L'année précédente, il avait été saisi par le froid, et alors avait éprouvé les mêmes symptômes que ceux que je constatais alors; le printemps avait amélioré sa situation, bien qu'il n'eût pas recouvré la voix: la respiration était devenue plus pénible et plus anxieuse à l'automne, et, depuis cette époque, les phénomènes morbides en étaient graduellement arrivés au point où je les observais.

Des sangsues furent appliquées au sternum, de petites doses de tartre stibié lui furent données à de courts intervalles (1/4 de gr. toutes les deux heures), et, le lendemain, il pouvait, tout en parlant à voix basse, se faire comprendre. La respiration était plus libre, mais sifflante, et le bruit respiratoire se laissait un peu entendre à l'auscultation de la poitrine. Un vésicatoire fut placé au-dessous de chaque oreille et amena du soulagement; mais, quelques jours après, l'enfant retomba, et alors, en mon absence, le mélange de mercure et de craie et des onctions mercurielles furent prescrits.

Aux dates des 9, 10, 11 novembre, son état était meilleur et la respiration plus facile, les mouvements respiratoires, toujours à 22, étaient moins pénibles, et un intervalle de temps séparait l'expiration de l'inspiration; le pouls battait à 80 ou 95; mais, le 12 novembre, après une nuit sans repos, le malade mourut subitement. La Sœur de garde nous raconta que l'enfant lui avait paru mieux aller dans la nuit du 11, et nous apprîmes d'un autre côté que, bien qu'il n'eût pas reposé, sa toux n'avait pas été plus forte et sa respiration ni plus sifflante ni plus difficile que les nuits précédentes. Ces renseignements sont précieux en ce qu'ils doivent nous conduire à annoncer comme possibles des terminaisons promptement fatales dans les affections du larynx, alors que les symptômes paraissent stationnaires ou même qu'il y a tendance apparente au retour de la santé.

Autopsie faite trente heures après la mort. Les bronches et la trachée renferment une grande quantité de mucus mousseux, d'ailleurs les organes ainsi que les poumons sont parfaitement sains. L'examen du larynx a été fait par mon collègue le docteur Bristowe : les lèvres de la glotte étaient presque complétement obstruées par une tumeur verruqueuse de la grosseur de la moitié d'une bille. Cette tumeur prenait naissance sur les cordes vocales supérieures et inférieures, et remplissait l'intervalle qui les sépare. L'orifice tout entier était donc fermé, sauf à sa partie postérieure. La masse était composée de trois ou quatre portions plus ou moins pédiculées. Elle était presque généralement de couleur bleuâtre, d'une consistance ferme, qui allait presque jusqu'à une dureté calleuse dans certaines de ses parties qui mesurait en longueur environ 1/8 de pouce. L'une d'elles était petite, rougeâtre, et couverte d'aspérités.

Au microscope, le tout présentait les caractères des tumeurs verruqueuses ordinaires. Sur les côtés, la première était aplatie par suite de la pression due à son développement, et il ne restait pour le passage de l'air qu'un espace très-restreint à la partie postérieure. La surface inférieure de l'épiglotte, spécialement en bas, était couverte de saillies de la grosseur d'une tête d'épingle, lesquelles paraissaient constituées par des glandes hypertrophiées. Aucune autre lésion importante ne fut constatée dans les autres parties du corps.

OBSERVATION II.

Enrouement datant de la naissance chez une jeune fille de quinze ans, ensuite aphonie avec difficulté modérée de la respiration. — Maladie méconnue pendant longtemps. L'inspection laryngoscopique montre un polype entre les deux cordes vocales. — Extirpation complète en cinq jours. — Disparition de tous les symptômes. (Observation extraite de l'ouvrage de M. Lewin, *Clinique allemande*, 1862, et traduite par M. le docteur Krishaber.)

Au mois de novembre 1861, je fus consulté par M. le docteur Maurice Meyer pour Mlle W.... de Zeitz, atteinte d'aphonie. Cette jeune fille, issue de parents bien portants, est âgée de quinze ans, d'une constitution saine, mais délicate ; suivant les renseignements de la mère, l'enrouement a augmenté chez l'enfant après une scarlatine. Les premiers vestiges de la maladie datent de la première enfance : *Immédiatement après la naissance*, on remarqua *le son rauque des cris de l'enfant;* on remarqua plus tard la même raucité pour la voix parlée. Le timbre de sa voix était singulièrement sourd (profond).

Tout d'un coup, sans cause appréciable (hiver 1858), l'enrouement augmenta considérablement; c'est en vain qu'on employa alors le nitrate d'argent, les fomentations d'eau froide, les inhalations de vapeur chaude, les frictions excitantes, les sangsues, les ventouses. Un grand nombre d'autres moyens internes, de même que l'électricité, restèrent également sans efficacité.

Toutes ces médications avaient, dit-on, beaucoup affaibli la malade. On l'amena consulter à L..., où il fut diagnostiqué un épaississement des cordes vocales. Les deux hivers derniers avaient amené une aggravation de l'état, et la malade est complétement aphone depuis plusieurs mois. Les personnes qui entourent l'enfant remarquent que maintenant la voix est complétement éteinte, même le matin, époque de la journée où il y avait toujours eu jusqu'ici quelques sons clairs. Quant aux autres symptômes, ils n'étaient point graves : la toux ne survenait que lorsque l'enfant avalait de travers, ce qui lui arrivait fréquemment pendant la déglutition des liquides.

Les efforts musculaires de tout genre, les marches précipitées, les discours prolongés amenèrent la difficulté dans la respiration et un manque apparent d'air.

La malade me fut amenée au mois de novembre 1861; à cette époque, elle était complétement aphone; sa voix était tellement éteinte qu'on ne pouvait l'entendre qu'à environ huit pas de distance. Elle venait de monter l'escalier, elle avait une dyspnée très-marquée : sa poitrine se soulevait et se baissait violemment aux mouvements de la respiration ; sa figure était altérée, et ses yeux surtout portaient l'empreinte de l'anxiété.

Le premier examen laryngoscopique me permit immédiatement de reconnaître, entre les deux insertions des cordes vocales, un néoplasme qui empêchait l'occlusion de cette partie de la glotte interligamenteuse. Le docteur Meyer a pu, comme moi, constater ce fait. Dans l'émission d'un son, les ventricules de Morgagni se rapprochant, par leur partie moyenne, de la ligne médiane, le polype devint moins visible ; mais, dans les inspirations profondes, celui-ci était facile à voir et faisait hernie dans la glotte. Dans les fortes inspirations, le polype était ramené dans la trachée en produisant un certain bruit de frottement; dans l'expiration, il était projeté dans la glotte sans cependant produire aucun bruit.

La mobilité du polype était, en somme, assez grande pour expliquer l'absence de phénomènes très-considérables d'asphyxie, car ce corps, obéissant aux impulsions des colonnes d'air inspirées et expirées, s'appliquait, dans l'inspiration, exactement sur les parois du larynx et de la trachée, et, pendant l'expiration, venait s'appliquer en grande partie au niveau de la base de l'épiglotte ; de cette façon, il ne rétrécissait que très-peu le calibre de la glotte.

Une inspection plus minutieuse me fit voir que le polype était constitué de deux parties d'inégale grosseur : la plus grosse partie interceptait l'espace compris entre les deux cordes vocales et s'étendait en avant et à droite jusqu'à la naissance du ventricule du larynx. Il m'était impossible de reconnaître si elle se prolongeait jusque dans la cavité du ventricule. La plus petite portion était située un peu en arrière et à gauche de la plus grosse et s'approchait davantage de la partie antérieure de la glotte. Les deux tumeurs se confondaient à leur base, jusqu'à la hauteur de trois ou quatre millimètres; au-dessus de ce point, elles divergeaient à angle aigu; les deux sommets étaient tronqués. Le plus gros des deux polypes avait environ cinq millimètres de largeur sur onze ou douze de longueur; le plus petit avait à peine cinq millimètres de largeur sur sept ou huit de longueur. A l'état de repos, ils remplissaient la moitié de la glotte.

Les autres parties du larynx offraient l'image d'une hypérémie chronique, comme cela arrive toujours dans ce cas; cet état est dû aux efforts que fait le malade pour se faire entendre.

J'ai tenté l'extirpation dès la seconde séance, la jeune fille étant très-patiente et très-docile, et je réussis à retirer une petite portion de la tumeur; la perte de sang fut peu considérable.

Immédiatement j'examinai sous le microscope le petit morceau enlevé et je trouvai les caractères décrits ci-après. L'extirpation ne fut complète qu'après plusieurs séances : elle était achevée à la sixième tentative. J'ai extirpé, en somme, six morceaux. Il reste un petit vestige presque imperceptible ayant l'aspect d'une masse fibreuse transparente et peu dense recouvrant comme un voile léger la corde vocale gauche à son insertion antérieure. Je cautérisai par conséquent pendant dix jours ce point où restait une partie de la tumeur et tout vestige disparut bientôt.

Après l'extirpation la voix devint sonore — pendant quelque temps il y eut bien encore quelques sons voilés mais la voix devint bientôt très-claire et très-pure, ce qu'elle n'avait jamais été durant la vie de la malade. La jeune fille rentrait chez elle après quinze jours de traitement.

Quatre semaines plus tard, je reçus une lettre du père ainsi conçue : « Pendant bien des années nous avons essayé de tous les moyens pour guérir notre pauvre enfant et les insuccès constants nous ont causé beaucoup de chagrin. Ce qui lui était refusé depuis si longtemps, elle l'a enfin obtenu : elle peut communiquer avec les personnes qui l'entourent. Nous sommes bien heureux. Nous n'avions pas osé espérer un résultat aussi complet de votre traitement. Vous apprendrez certainement vous-même avec plaisir que notre enfant va parfaitement bien : sa voix est claire et sonore et elle n'éprouve aucune gêne en parlant. »

Les six morceaux du polype extirpé étaient de différente grosseur, depuis celle d'une lentille jusqu'à celle d'un haricot. Ils étaient mous et offraient une surface granulée. La consistance des tumeurs augmentait beaucoup après leur macération dans de l'esprit-de-vin et les incisions e j'avais faites autour des granulations favorisaient la dessiccation prompte de celles-ci. Les surfaces de section étaient faciles à reconnaître à certains endroits et on y apercevait des taches brunâtres de sang concrété.

L'examen microscopique me fit voir à la section des granulations de petits corps fusiformes de tissu cellulaire.

Le tissu cellulaire, très-épais, s'arrête brusquement au niveau de l'épithélium qui forme de beaucoup la plus grande partie de la masse. Dans l'intérieur des excroissances, l'épithélium est formé de cellules granuleuses et arrondies, à l'extérieur il est constitué par des cellules épithéliales pavimenteuses à noyau et transparentes. A l'endroit où deux de ces granulations, qui constituent des espèces de mamelons de la tumeur, s'avoisinent, les cellules se confondent les unes dans les autres.

OBSERVATION III.

Tumeurs *congénitales* du larynx chez une petite fille de deux ans. (Observation extraite de l'ouvrage de M. Duncan-Gibb, *On the discares of the throat and windpipe*. London, 1864, p. 133, et traduite par M. Folet, interne des hôpitaux de Paris.)

Au commencement de l'année 1862, une petite fille, âgée de deux ans, me fut présentée. Elle avait *depuis sa naissance une respiration striduleuse* qui faisait croire à un rétrécissement spasmodique du larynx. J'introduisis mon doigt dans cet organe et je sentis plusieurs tumeurs molles attachées sur le côté gauche du larynx. Je me proposais de les enlever en les détachant avec l'ongle, mais je perdis de vue l'enfant qui mourut bientôt.

OBSERVATION IV.

Petites tumeurs *congénitales*, nombreuses, grenues et pédiculées, obstruant le larynx d'un enfant de deux ans et amenant la mort par asphyxie. (Observation extraite de l'ouvrage de M. Duncan-Gibb, *On the discares of the throat and windpipe*. Londcn, 1864, et traduite par M. Folet, interne des hôpitaux de Paris.) [Pl. IV, fig. 2.]

Un enfant eut de la *dyspnée depuis sa naissance* et mourut à l'âge de deux ans, dans un accès de suffocation.

A l'autopsie on trouva le larynx rempli de végétations verruqueuses, nombreuses, grenues et pédiculées, s'implantant sur la muqueuse qui tapisse le cartilage thyroïde, les ventricules de Morgagni et la base de l'épiglotte.

La pièce pathologique concernant cet enfant est une des plus belles préparations qui existent dans les musées de Londres. Elle est déposée au musée de St-Bartholomew's hospital, sous le n° 18, série 17.

OBSERVATION V.

Tumeurs *congénitales* du larynx en forme de végétations verruqueuses chez un enfant de trois ans, mort de phthisie avec les symptômes du croup. (Observation extraite de l'ouvrage de M. Duncan-Gibb, *On the discares of the throat and windpipe*. London, 1864, p. 130, et traduite par M. Folet, interne des hôpitaux de Paris.) [Pl. IV, fig. 3.]

Un enfant *eut de la dyspnée une semaine après sa naissance;* il vécut trois ans, et mourut de phthisie avec les symptômes du croup. Le larynx est rempli et presque entièrement obstrué par une masse grenue, tuberculeuse, présentant la forme de végétations verruqueuses qui sont attachées à la muqueuse des deux côtés. Des tubercules ont été trouvés dans les poumons, la rate, le foie et les ganglions mésentériques. La pièce pathologique qui représente les végétations du larynx de cet enfant est déposée au Musée de l'hôpital St-Bartholomew, à Londres, sous le n° 17, série 25.

OBSERVATION VI.

Extraite de l'ouvrage de Ryland, *Discares and injuries of the arynx and trachea*. London, 1837, p. 232, et traduite par M. Folet.

Dans la collection de M. Heaviside, il y a une préparation de larynx d'enfant sur la membrane muqueuse et sur l'épiglotte duquel on voit de nombreuses verrues ressemblant à celles que l'on observe si fréquemment dans les endroits du corps où les muqueuses s'unissent à la peau.

OBSERVATION VII.

Aphonie *congénitale*. (Observation publiée par M. le docteur Mackenzie, dans les *Transactions de la Société Pathologique de Londres*, 1865, t. XVI, p. 38 et traduite par M. le docteur Auguste Ollivier, médecin des hôpitaux et sous-bibliothécaire de la Faculté de médecine de Paris (1).

Le malade, enfant de trois à quatre ans, ne put être examiné au laryngoscope, surtout en raison de la forme et de la situation de l'épiglotte. Le grand intérêt de ce fait consiste en ce que l'aphonie était congénitale ou était survenue immédiatement après la naissance.

(1) Je remercie M. le docteur Auguste Ollivier de l'empressement qu'il a mis à me traduire cette observation ainsi que la XVIIe.

L'enfant n'avait jamais émis un son, au dire de la mère; lorsqu'il voulait crier, on voyait les yeux se remplir de larmes, *mais on n'entendait aucun cri*. En introduisant la main dans le larynx pendant la vie, on sentait une tumeur ronde, dure, au-dessous de l'épiglotte ; elle semblait cartilagineuse ou osseuse, et l'on croyait qu'elle provenait du cartilage thyroïde. Personne ne mettait en doute la nature de cette tumeur, et le malade fut montré à une autre société où plusieurs médecins et chirurgiens des hôpitaux, après un examen attentif du larynx, portèrent le même diagnostic. L'enfant mourut d'une attaque d'épilepsie : au lieu d'une tumeur cartilagineuse, on découvrit *des végétations* dans l'intérieur du larynx.

Quelques petites végétations dont la plus grosse avait environ le volume d'une lentille, siégeaient sur la corde vocale gauche ; au-dessous des deux cordes vocales, la membrane muqueuse présentait un aspect verruqueux ou granuleux.

Il était intéressant de s'assurer comment une pareille erreur de diagnostic fut commise : M. le docteur Mackenzie pense que ce que le doigt, introduit dans la bouche, avait senti n'était autre chose que l'os hyoïde, senti à travers l'épiglotte.

Bien que ces cas soient rares, ajoute M. Mackenzie, et que l'erreur ne soit possible qu'après l'entier développement des cornes de l'os hyoïde, ce cas n'est pas sans intérêt au point de vue de la pratique, d'autant plus que l'attention n'avait jamais été portée sur cette cause d'erreur.

OBSERVATION VIII.

Aphonie dès la naissance. — Accès de suffocation. — Mort à un an. Autopsie : tumeur épithéliale dans le larynx (1). (Observation publiée par M. le docteur A. Dufour, dans la *Gazette médicale* du 21 octobre 1865. Pl. II, fig. 2 et 3.)

Le 8 janvier 1864, on vint me chercher pour Mme X.... qui était en mal d'enfant. Lorsque j'arrivai, la malade était accouchée depuis environ cinq minutes. L'enfant était sur le lit, et je *ne pus entendre*, par conséquent, *le cri qu'avait dû pousser le nouveau-né à la sortie du sein de sa mère*.

Rien alors n'attira mon attention, je constatais seulement l'état de faiblesse de l'enfant qui, au dire de la mère, n'avait que huit mois et demi.

L'enfant prit le sein, et je perdis la petite fille de vue au mois de février, époque à laquelle je cessai mes visites.

Le 28 mars, je fus appelé par sa famille. L'enfant présentait une petite éruption eczémateuse autour du cou et derrière les oreilles ; elle venait bien, était très-gaie et sa santé ne m'inspira aucune crainte. Je ne la vis

(1) Le larynx de l'enfant qui fait le sujet de cette observation a été présenté à la société de biologie et à la société anatomique.

ensuite que le 29 avril pour la vacciner ; la vaccination ne réussit pas, et elle partit à la campagne.

Je n'avais plus entendu parler d'elle depuis trois mois, lorsque son père vint me chercher pour la voir le 8 septembre 1864. Elle avait, disait-il, un sifflement tel en respirant que depuis trois jours il ne pouvait dormir dans la chambre qu'elle occupait.

A mon arrivée à la campagne, l'enfant se trouvait dans un jardin, couchée dans une petite voiture; elle produisait, en dormant, un sifflement très-fort, en même temps elle paraissait éprouver une grande gêne en respirant. J'appris que le sifflement persistait parfois huit ou dix heures ; qu'il était beaucoup plus fort lorsque l'enfant pleurait ; malgré cette gêne énorme, elle put prendre le sein et ne pas le quitter à tout instant comme on aurait pu croire à cause de sa grande oppression. Son visage, ses lèvres n'étaient nullement violacés, sa *voix* ne sortait pas de la poitrine, sa figure, tout en elle faisait voir qu'elle voulait crier et qu'elle ne le pouvait ; sa bouche s'ouvrait très-largement. L'auscultation de la poitrine ne révélait aucun râle, mais il y avait ceci de très-remarquable, c'est que le murmure vésiculaire était à peine perçu et que, dans certains moments, il paraissait complétement cesser. Le cœur ne présentait rien de particulier. La percussion n'offrait rien de remarquable ; aucune matité, ni en avant, ni en arrière, n'était perçue de manière à faire soupçonner l'existence de ganglions hypertrophiés pouvant comprimer les canaux respiratoires. Depuis huit jours environ que le sifflement avait paru, l'enfant avait beaucoup dépéri.

Étonné de tous ces symptômes et *surtout du manque absolu de voix*, je questionnai la famille, qui me raconta que la pauvre petite n'avait, au moment de sa naissance, fait entendre qu'une sorte *de miaulement très-faible*. Dans la suite, pendant trois semaines, elle n'avait eu que de petits cris plaintifs et jamais des cris sonores et éclatants ; à partir de ce moment, *la voix avait cessé complétement ; la toux était sans timbre et cassée comme dans le croup*. Les parents ne m'en avaient pas parlé, étant, du reste, satisfaits du développement de l'enfant.

Ne sachant trop au juste ce que pouvait avoir la malade, et croyant que l'aphonie était peut-être due à un état spasmodique de la glotte, je prescrivis 25 centigrammes de teinture de musc, par jour, et de l'huile de foie de morue, vu le peu de force des jambes et le dépérissement de l'enfant. Enfin, j'engageai la mère, qui avait obtenu, par des vomitifs, un peu de diminution de l'oppression, à les continuer, tout en apportant à cette médication de grands ménagements. Je n'entendis plus parler de l'enfant, lorsque, le 15 octobre, on vint me chercher pour la petite malade, qui était encore à la campagne. Je la trouvai dans une dyspnée excessive, elle se rejetait en arrière, ouvrait la bouche largement et donnait à craindre une asphyxie imminente. Les lèvres étaient un peu violacées, *la voix toujours complétement éteinte*.

L'auscultation laissait percevoir, dans certains moments, quelques gros râles dans la partie supérieure de la poitrine; mais ce qui attira surtout mon attention, ce fut l'absence presque complète de murmure respiratoire.

La veille, la petite fille avait rendu des crachats filants, à la suite d'un vomitif que sa mère lui avait donné. Je prescrivis encore des vomitifs, et je fis appliquer un vésicatoire camphré derrière la poitrine. J'appris que l'enfant avait été, pendant le mois qui venait de s'écouler, de mieux en mieux, sous l'influence du musc et des vomitifs tous les trois ou quatre jours.

Le 8 octobre, l'oppression avait reparu et était arrivée peu à peu au point où je la voyais; mais le sifflement laryngien était moins fort et n'avait lieu que dans le sommeil.

Le 16 octobre, l'enfant allait mieux, le musc en teinture avait été repris à la dose de 25 centigrammes par jour.

Le 20, l'état de la malade s'était encore un peu amélioré; mais cependant l'oppression était toujours très-forte, l'auscultation présentait un murmure vésiculaire très-affaibli, que parfois on n'entendait pas.

Jusqu'au 30 octobre aucun mieux ne se manifesta.

Pensant alors que l'air vif de la campagne pouvait être un peu cause de la dyspnée, j'engageai la famille à ramener la petite fille à Paris. Je lui donnai alors, à partir de ce moment, du musc et du sirop de quinquina, je lui fis quelques badigeonnages de teinture de croton tiglium au devant du larynx.

Le 5 novembre, la respiration s'était améliorée, le murmure vésiculaire était plus fort et quelques accès de suffocation survenaient, mais peu intenses. J'engageai à continuer ce traitement jusqu'au 12.

Ce jour-là on apprit que l'enfant, depuis sept jours, avait été gaie, qu'elle avait eu une respiration calme, peu de dyspnée, et enfin que la mère n'avait eu nullement besoin de la faire vomir. Le temps était beau et sec.

Quatre jours après, le 16, par un temps brumeux, l'enfant était aussi malade qu'à la campagne, la dyspnée était très-grande. La petite fille était agitée et avait des lèvres légèrement violacées, le murmure vésiculaire était à peine perçu.

J'engageai encore à faire vomir l'enfant, et je fis part aux parents de l'imminence du danger. Je leur conseillai de consulter le Dr Bergeron, qui vint le lendemain 17 novembre.

Le lendemain 17, l'état de l'enfant était on ne peut plus effrayant. Les accès de suffocation avaient été très-fréquents dans la nuit.

A son arrivée, M. Bergeron fut frappé de l'extrême anxiété de l'enfant; il constata un murmure vésiculaire excessivement faible, le cœur lui parut normal tant dans son rhythme que dans ses bruits. La percussion en avant et en arrière ne lui donna aucune indication pouvant faire soupçonner la présence d'une tumeur soit ganglionnaire, soit d'autre nature dans le thorax.

En voyant les lèvres violacées et l'état général aussi mauvais, il crut que la malade ne passerait pas la journée, et fit part de ses craintes aux parents. Cependant, à son grand étonnement, quelques instants plus tard, l'enfant prenait le sein et paraissait moins malade que lors de son arrivée.

Dans la conversation que nous eûmes ensemble, il me dit qu'il n'avait vu aucun cas semblable ni même analogue. L'aphonie de naissance lui parut avec les symptômes de suffocation, de nature à faire croire, comme je l'avais supposé moi-même, à l'existence d'une tumeur comprimant les nerfs laryngés du pneumo-gastrique.

M. Bergeron conseilla l'iodure de potassium à l'intérieur et les toniques et, pour parer aux accidents qui paraissaient imminents, il accepta l'application d'un vésicatoire qui avait procuré du mieux dans une situation semblable. Enfin, il me demanda de le tenir au courant d'une affection si intéressante.

Le lendemain 18, il y eut du mieux. Les jours suivants, l'enfant prit du musc, du sirop de quinquina, un peu de sirop iodo-ferré, mais tout cela en petite quantité, à cause de légers vomissements survenant après l'ingestion des sirops. La dyspnée était continuelle et devenait beaucoup plus forte dans certains moments. L'enfant maigrissait de plus en plus. Les parents demandèrent une consultation.

Le 25 novembre, M. le Dr Barthez vint voir l'enfant; il constata par l'auscultation et la percussion ce que M. Bergeron et moi avions constaté. Il m'affirma n'avoir rien vu de semblable; il crut aussi à l'existence d'une tumeur comprimant les nerfs laryngés. Il porta un pronostic très-grave et se prononça pour une mort prochaine devant survenir à la suite d'un accès de suffocation.

Du 27 novembre au 5 décembre, la médication iodurée fut suivie sans aucun succès. Un vomitif fut administré et provoqua l'expulsion de matières glaireuses.

En même temps on percevait des râles muqueux dans les grosses bronches. Je fis alors prendre à l'enfant un peu de soufre à l'intérieur, et je fis pratiquer des fumigations de goudron dans la chambre de la petite malade. L'enfant supporta facilement ce traitement.

Le 12, un peu d'œdème apparut aux pieds. aux mains et à la figure. En même temps la dyspnée diminua. Les jours suivants, un peu d'amélioration se produisit.

Les accès de suffocation s'éloignèrent, la pénétration de l'air dans les poumons redevint facile, l'œdème disparut complétement, la respiration redevint calme. Mais le 29 décembre le mieux cessa, des accès de suffocation replongèrent l'enfant dans l'anxiété. La dyspnée fut presque continuelle, quoique beaucoup plus forte en certains moments.

Du 23 décembre au 8 janvier, l'enfant maigrit, devint très-faible, et j'engageai à ne lui donner que du sirop de quinquina.

Le 15, l'enfant paraissait un peu moins oppressée que le 8.

Cependant l'air pénétrait toujours très-difficilement dans les poumons; mais rien ne faisait prévoir une fin prochaine.

Dans la journée elle parut très-fatiguée, et mangea à dix heures du soir une petite semoule.

Le 16, à deux heures du matin, elle fut prise d'un violent accès de suffocation qui dura jusqu'à cinq heures du matin. On lui fit respirer de l'éther. Elle teta un peu, s'endormit, et à six heures du matin ses parents s'aperçurent qu'elle était morte.

Autopsie. M. le Dr Bergeron, à qui j'avais proposé de faire l'autopsie avec moi, voulut bien accepter.

Nous trouvons le corps extrêmement amaigri. La peau est doublée par un tissu cellulaire presque entièrement dépourvu de graisse.

Les poumons, le cœur, examinés avec soin, ne présentent rien de pathologique.

Ayant enlevé le larynx et la trachée, nous introduisons une des lames d'une paire de ciseaux dans le larynx, de facon à couper par derrière le cartilage cricoïde, et à pénétrer par la partie supérieure dans la cavité laryngienne; nous apercevons alors *une masse molle d'un blanc laiteux*, qui ferme presque entièrement la partie supérieure du larynx, excepté en arrière. Entre la muqueuse qui tapisse la face postérieure du cartilage cricoïde et la production morbide, il existe un petit pertuis d'un millimètre environ.

La tumeur est développée sur la place occupée par les cordes vocales inférieures et supérieures qui ont été détruites entièrement. Elle présente une apparence mamelonnée, et paraît formée, à la loupe, par une masse de petits mamelons analogues à des papilles serrées les unes contre les autres; elle est molle, se laisse enlever par le manche d'un scalpel, et s'étend depuis les ligaments aryténo-épiglottiques jusqu'aux cordes vocales inférieures, qu'elle dépasse en bas d'un millimètre environ.

M. le professeur Robin voulut bien examiner cette tumeur. Il constata qu'elle était formée de cellules épithéliales pavimenteuses. Il m'assura de plus qu'il n'avait jamais rencontré de semblable tumeur de la muqueuse laryngée à cette époque de la vie.

OBSERVATION IX.

Due à l'obligeance de M. le docteur Rauchfuss, médecin de la maison des enfants trouvés à Pétersbourg.

Charlotte Costi, âgée de 10 ans, est *presque aphone depuis sa naissance*. Elle se trouve dans un asile, et c'est la directrice de l'asile qui m'a fourni ce renseignement.

Depuis l'âge de 3 à 4 ans elle est dans l'asile et, durant tout ce temps, elle a été complétement aphone. Depuis l'automne de l'année passée, elle présente des symptômes très-prononcés de dyspnée.

Le 4 octobre 1866, elle est amenée chez moi; elle est d'une assez bonne constitution, assez bien développée. La voix est complétement éteinte; l'institutrice ne lui a jamais connu une voix différente.

L'orifice supérieur du larynx est obstrué par des excroissances mamelonnées comme dans l'observation XXXIX. Le sommet de ces tumeurs atteint presque le bord supérieur de l'épiglotte. Une partie de ces excroissances prend son origine à la partie gauche et au bord gauche de la face postérieure de l'épiglotte.

Jusqu'au mois de mars une grande partie de ces excroissances a été enlevée à l'aide d'une pince laryngienne; toute la face postérieure de l'épiglotte, les replis aryténo-épiglottiques et la partie supérieure des parois latérales du larynx ont été complétement nettoyées, seulement des excroissances sont restées sur les cordes vocales. Au mois de mars la petite fille est tombée malade et n'a pas pu quitter l'asile jusqu'à présent. Alors elle avait encore une voix faible et rauque, mais pas éteinte, la dyspnée avait tout à fait disparu. L'examen microscopique des tumeurs dans ce cas et dans celui de l'observation XXXVII a démontré leur caractère épithélial (1).

OBSERVATION X.

Polype congénital du larynx (épithélioma papilliforme). — Broncho-pneumonie. — Trachéotomie. — Mort. (L'histoire de ce cas que j'ai recueilli dans le service de M. le docteur Tribouletа été lue à la Société médicale d'observation, et la pièce pathologique qui s'y rapporte a été présentée à la Société anatomique.) (Pl. I, fig. 1; Pl. II, fig. 1.)

Le 5 janvier 1866, est entrée à l'hôpital Sainte-Eugénie (enfants malades), au nº 9 de la salle Sainte-Marguerite (service de M. Triboulet), une petite fille de deux ans et demi, nommée Marie S...

Le père et la mère, qui n'ont pas eu d'autres enfants, sont morts de la poitrine.

Cette petite fille a été élevée au sein, par sa mère, jusqu'à l'âge de neuf mois. La première dentition s'est effectuée sans présenter aucun phénomène anormal.

D'après les autres renseignements que nous fournit sa grand'mère, nous apprenons que l'enfant *a toujours été aphone depuis sa naissance, qu'elle a toujours eu la respiration un peu gênée, et qu'elle toussait de temps en temps; que depuis deux mois ces symptômes ont pris plus d'intensité, et qu'il y a eu en outre des accès de suffocation qui se manifestent*

(1) M. Rauchfuss me dit que la structure était tout à fait semblable à celle que MM. Robin et Legros ont trouvée dans le cas que j'ai observé (observation X).

le soir; dans l'intervalle de ces accès, l'enfant s'est bien portée, les fonctions digestives ont conservé toute leur intégrité.

État actuel. Cette petite fille, blonde, d'un tempérament un peu lymphatique et d'une bonne constitution, est bien développée pour son âge et semble jouir d'une grande vivacité; elle n'est nullement amaigrie et nous présente tous les attributs d'une bonne santé habituelle.

Ce qui nous frappe tout d'abord, c'est une respiration haute, fréquente, accompagnée d'un sifflement laryngo-trachéal sourd, étouffé, mais ayant cependant un certain degré de rudesse. L'enfant est complétement aphone et présente par instants une toux rauque, sèche, un peu stridente comme la toux croupale. La conformation du thorax est excellente; la percussion n'y démontre rien d'anormal, et l'auscultation permet de constater seulement un affaiblissement assez notable du murmure vésiculaire qui paraît d'ailleurs avoir conservé toute sa pureté; le cœur n'offre aucune modification tant dans son rhythme que dans ses bruits.

L'examen de la gorge ne fournit que des signes négatifs, et nous ne constatons aucun engorgement ganglionnaire voisin.

La peau est un peu chaude et moite; le pouls marque 116 à la minute.

Pendant l'examen de la petite malade, la sœur du service nous apprend que ce matin, à cinq heures, il y a eu un accès de suffocation assez intense avec teinte violacée de la face.

Le diagnostic porté est le suivant :

Affection congénitale, *probablement* polype du larynx.

L'enfant est soumise à l'expectation pendant quelques jours.

Le 6 janvier, à la visite du soir, j'assiste à un accès de suffocation qui dure deux minutes : l'enfant se lève tout à coup sur son lit, se débat très-violemment et présente une série d'expirations courtes et saccadées suivie d'une inspiration un peu bruyante; la face est très-congestionnée.

Le 7 janvier, accès semblables dans la journée.

Le 8 janvier, deux accès de suffocation : l'un, dans la journée, qui dure environ cinq minutes, et l'autre, vers six heures du soir; ce dernier, beaucoup moins intense, ne dure qu'une minute.

En dehors de ces accès l'enfant est dans le décubitus latéral droit, dans un état de demi-assoupissement, présentant toujours une respiration haute et bruyante et faisant entendre de temps à autre une toux rauque avec expiration rude et expuition de quelques mucosités dans lesquelles on n'aperçoit ni fausses membranes ni débris épithéliaux.

La peau est toujours chaude et moite et, tous les soirs, il y a une recrudescence notable de la fievre et de la dyspnée; néanmoins les journées et les nuits sont calmes dans l'intervalle des accès, et l'enfant mange avec plaisir les aliments qu'on lui présente.

Le 9 janvier, vers six heures du matin, nouvel accès qui dure environ cinq minutes; à la visite, nous trouvons toujours l'enfant dans la même attitude et demi-assoupie; seulement elle paraît plus abattue, la peau est plus chaude, les pommettes sont rouges, la respiration est plus haute et plus bruyante. La percussion et l'auscultation de la poitrine ne nous apprennent rien de plus que ce que nous avons constaté le jour de l'entrée; le bruit respiratoire paraît seulement plus affaibli.

A la fin de la visite, nous procédons à l'examen direct du larynx, à l'aide du laryngoscope de M. Labordette, de Lisieux.

Deux examens, pratiqués à intervalle suffisant pour ne pas trop fatiguer l'enfant, ne nous ont permis de rien apercevoir qui pût nous éclairer sur le siége et la nature du mal. Du reste, comme à notre deuxième examen, nous avons provoqué un accès de suffocation, nous n'avons pas insisté davantage. A la visite du soir, l'enfant n'est plus demi-assoupie comme les jours précédents, elle est agitée et, par instants, se lève sur son séant faisant des efforts pour respirer. La fièvre est très-vive, le pouls fréquent, rapide, marque 160 à la minute.

Le 10 janvier, dans la matinée, elle prend un ipéca-stibié qui a été prescrit la veille, et nous la trouvons, à la visite, dans l'état d'abattement et de réfrigération consécutif aux secousses de la médication émétique. Vers deux heures de l'après-midi, elle a un nouvel accès de suffocation; à ma visite du soir, je trouve un amendement sensible dans les symptômes; la respiration est beaucoup moins gênée, la chaleur de la peau est peu considérable, le pouls, moins fréquent, marque 112. La nuit suivante est très calme ainsi que la journée du 11; je note seulement dans la soirée un petit paroxysme fébrile sans oppression.

Le 12 janvier, on fait prendre à l'enfant trois cuillerées de sirop émétique; à la visite du matin, nous la trouvons assise sur son lit, n'ayant pas de dyspnée bien notable, la respiration à peine bruyante. Nous notons toujours un peu de fièvre et de chaleur à la peau.

Dans la soirée, elle a un petit accès de suffocation, la respiration est haute et bruyante, l'enfant est assoupie dans le décubitus dorsal, la peau est chaude, le pouls marque 142. La nuit est assez bonne.

Le lendemain, nous trouvons la respiration plus difficile et plus bruyante que la veille, la peau est fraîche, le pouls marque 112.

Le soir, je note encore une exaspération dans les symptômes : la respiration est plus haute et plus bruyante; le pouls est à 152.

La journée du 14 est très-calme : l'enfant mange avec plaisir et reste levée une partie de la journée; la fièvre est moins vive (104 pulsations le matin, 132 le soir), mais la nuit est très-agitée, et se passe dans l'insomnie à cause de la dyspnée.

Le 15 janvier, nous trouvons l'enfant dans le décubitus dorsal, demi-assoupie, présentant une dyspnée considérable et une fièvre très-vive (148 pulsations). La journée est assez calme ainsi que celle du 16 janvier; mais, le 17, la dyspnée devient excessive. On prescrit une application de sangsues sur les parties latérales du cou. Le soir, la respiration n'est plus si fréquente, la dyspnée est moins considérable, et nous constatons une amélioration notable le 18 ; à la visite du soir, je trouve un petit paroxysme fébrile, mais la dyspnée n'est pas plus marquée.

L'enfant a, vers les 9 heures, un violent accès qui dure sept à huit minutes.

Le 19 janvier, elle présente encore dans la soirée une exaspération du mouvement fébrile et de la dyspnée; la journée a été bonne, l'enfant a mangé la valeur d'une portion.

Le 20 janvier, il y a une aggravation notable : l'enfant refuse de manger dans la journée et, de temps en temps, elle a des moments d'orthopnée sans accès de suffocation ; la face est pâle, anxieuse; le pouls fréquent, peu développé, marque 164 à la minute. La nuit se passe dans l'insomnie.

Le 21 janvier, à la visite du matin, nous trouvons l'enfant dans un état d'abattement et de prostration très-marqué : la figure, d'une pâleur livide, présente au niveau des pommettes une légère teinte asphyxique, les lèvres sont décolorées; la température de la peau est un peu abaissée. Le pouls est petit, fréquent (136 pulsations), la dyspnée est excessive. A l'auscultation, on entend à peine le murmure respiratoire, et la percussion nous fait reconnaître un peu de submatité au niveau de la base des poumons en arrière.

Avec cet ensemble de symptômes, le péril paraît imminent, et la trachéotomie est pratiquée comme dernière ressource. A la visite du soir, je trouve l'enfant dans le même état d'affaissement et de prostration, la dyspnée est toujours aussi prononcée; le pouls rapide et petit marque 152. Cette persistance des symptômes asphyxiques nous est facilement expliquée par l'auscultation de la poitrine, qui nous permet d'entendre de nombreux râles sous-crépitants mélangés d'un souffle lointain, et comme voilé principalement au niveau de la base des deux poumons en arrière.

L'asphyxie continue à suivre sa marche progressive, et à la visite du 22, nous trouvons l'enfant dans un état de prostration encore plus marqué; la face, légèrement œdématiée, offre une teinte cyanique, les yeux sont ternes; la tendance à la réfrigération est, par instants, très-prononcée. Le pouls, plus petit, conserve sa fréquence, et la malade s'éteint ainsi d'une façon lente et graduelle dans la nuit du 22 au 23 janvier.

L'autopsie, faite dans la matinée du 25, permet de constater les lésions suivantes :

A l'ouverture de la poitrine, nous remarquons que les poumons s'affaissent incomplétement et présentent, dans leur moitié inférieure, une coloration d'un rouge violacé. Au niveau du lobe inférieur droit, la coloration est d'un rouge plus foncé. Le tissu paraît à l'extérieur déprimé, flasque et charnu, et la pression entre les doigts démontre, sur certains points, notamment au niveau des lobes inférieurs, un défaut complet de crépitation et des noyaux étendu d'induration.

La surface de ces lobes est marbrée de stries blanchâtres qui circonscrivent les lobules; l'insufflation rend incomplétement à ces parties leur spongiosité et leur volume.

A la coupe le tissu est lisse, humide, coriace, induré sur certains points, et laisse échapper par la pression une grande quantité de liquide sanieux grisâtre et de muco-pus; certaines parties du parenchyme vont au fond de l'eau. L'incision des bronches montre qu'elles sont dilatées et remplies par une sécrétion mucoso-purulente très-abondante. En ouvrant le péricarde, nous n'y trouvons pas d'épanchement; le cœur a son volume normal. Dans l'oreillette droite existe un caillot fibrineux blanchâtre, assez cohérent, qui envoie des prolongements dans les vaisseaux et dans le ventricule correspondants; un petit caillot noirâtre, moins consistant, se trouve dans l'oreillette gauche.

Le foie présente son volume ordinaire et une diminution de consistance; sa coloration est jaunâtre. La coupe de son tissu est lisse, d'un aspect jaunâtre uniforme, et en grattant la surface de cette coupe avec la lame du scalpel, on enlève une petite quantité de liquide huileux qui graisse le papier. Nous ne notons rien de particulier dans les autres viscères.

Enfin le larynx est le siége d'une lésion assez rare : en regardant son ifice supérieur, on voit qu'il est presque complétement obstrué par des grumeaux blanchâtres, caséiformes, que l'on enlève facilement avec la pince et qui ne sont autre chose que des débris de la végétation dont nous allons parler. Le larynx, ouvert par une incision faite sur sa face postérieure, nous montre que sa cavité est remplie presque en totalité par une tumeur mamelonnée en forme de chou-fleur, d'aspect blanchâtre et de consistance assez ferme. Cette tumeur, du volume d'une petite noisette, présente un diamètre vertical de 7 millimètres et un diamètre antéro-postérieur de 8 millimètres; elle est insérée sur toute la longueur de la corde vocale inférieure gauche et un peu au-dessous par un large pédicule allongé d'avant en arrière et aplati de haut en bas. On voit des petites saillies d'aspect rosé, arrondies et grosses comme la tête d'une épingle, continuer la tumeur sur la commissure glottique postérieure et un peu sur la corde vocale supérieure.

Le ventricule correspondant est sain, mais son orifice est masqué par la tumeur. Sur la face postérieure de l'épiglotte, on aperçoit une petite plaque mamelonnée d'aspect rose, et sur la corde vocale inférieure droite, on voit de toutes petites saillies comme papillaires qui sont appréciables au toucher.

L'examen microscopique fait avec M. Legros et confirmé par M. Robin, démontre la nature épithéliale de la tumeur qui est constituée par une prolifération des cellules épithéliales pavimenteuses qui existent normalement sur la face interne des cordes vocales; seulement ces cellules pavimenteuses qui constituent la tumeur, sont plus volumineuses et leur noyau est également plus gros ; quant aux petites saillies qui sont sur la face postérieure de l'épiglotte, elles sont aussi constituées histologiquement par une agglomération de cellules épithéliales pavimenteuses semblables aux précédentes.

Dans les deux endroits, c'est-à-dire sur la petite plaque mamelonnée de l'épiglotte et sur la tumeur, l'arrangement des cellules est le même : elles constituent, par leur ensemble, des saillies de forme conique à sommet arrondi qui ressemblent tout à fait à des papilles.

OBSERVATION XI.

Enrouement et respiration bruyante depuis la naissance chez une petite fille de onze ans et demi; — plus tard aphonie complète sans autre trouble. L'examen laryngoscopique démontre sur la corde vocale droite deux polypes en forme de végétations. Observation recueillie par M. le docteur Krishaber.

Mme Baudot de Mitry me fut adressée par M. le docteur Magitot, et se présenta chez moi le 17 juillet 1867, avec sa fille âgée de 11 ans et demi. Cette enfant respire avec une certaine difficulté, elle est en outre complétement aphone. — La mère me dit que *depuis sa naissance* cette enfant respire avec un certain bruit et qu'elle a toujours été *enrouée*.

Il y a trois mois, elle eut une angine que le médecin lui dit être *ulcéreuse* (?) — toujours est-il que depuis ce moment l'enfant a complétement perdu la voix.

En faisant ouvrir la bouche à la petite malade, on constate d'abord une hypertrophie très-considérable des deux amygdales rétrécissant beaucoup l'isthme du gosier et constituant probablement une des causes de la difficulté de la respiration. Quand la petite patiente ferme la bouche, la respiration devient presque complétement impossible. Il est important de remarquer que la petite demoiselle Baudot, au dire de sa mère, a été opérée de polypes du nez. En examinant les narines, je ne trouve cependant pas trace de polype sur la muqueuse nasale. L'examen rhinoscopique est rendu très-difficile à cause du volume énorme des amygdales qui obstruent le pharynx au point de rendre l'inspection des arrière-narines presque impossible. Je ne pourrais par conséquent pas affirmer qu'il n'y eût pas de végétations dans cette partie de la muqueuse.

L'examen laryngoscopique difficilement toléré d'abord, est cependant accepté par l'enfant, malgré la pression désagréable que je fus obligé d'exercer sur les amygdales hypertrophiées (que je cherche à écarter l'une de l'autre), en plaçant un petit miroir laryngé comme un coin dans l'espace étroit laissé entre ces deux organes glandulaires.

Après plusieurs essais infructueux de ce genre, je finis cependant par apercevoir l'image de l'intérieur du larynx qui se présente à moi de la façon suivante : La muqueuse du vestibule est très-légèrement injectée de même que la corde vocale gauche. Les deux rubans vocaux se meuvent librement et s'approchent tout à fait normalement pendant l'effort de l'enfant pour émettre un son, mais le son n'est pas produit. La cause de cette aphonie est due à la présence sur la corde vocale droite (au niveau du point de réunion de la glotte interligamenteuse avec la glotte interaryténoïdienne) de deux petites végétations mamelonnées. Elles sont toutes deux d'une couleur rose blanchâtre et pédiculées. L'une supéro-antérieure a environ 5 millimètres de long sur 2 millimètres de large, et l'autre semble quelque peu plus petite. La première est légèrement incurvée de telle sorte que son extrémité libre touche presque celle qui est située derrière elle.

D'après cet examen et d'après les renseignements tout porte à croire que ces végétations datent de la naissance et qu'elles ont augmenté progressivement jusqu'au point d'amener une aphonie complète.

J'ai conseillé à Mme Baudot de soumettre sa fille à une double opération aussi innocente l'une que l'autre : l'excision des amygdales et l'extirpation des polypes.

Mme Baudot est partie le même jour pour Mitry afin de consulter son mari et doit revenir prochainement avec sa fille.

OBSERVATION XII

Polypes du larynx sous forme de végétations. Début à l'âge de dix-huit mois. Trachéotomie à trente mois. Diphthérie. Mort à quarante mois; par M. Bouchaud. (Extrait des *Bulletins de la Société anatomique*, année 1862, t. VII, 2e série, p. 196.)

Eugène G...., âgé de 3 ans, venait deux fois par semaine à la consultation de M. de Saint-Laurent; il avait subi l'opération de la trachéotomie, le 4 juillet 1861, et conservant encore la canule, il venait se faire changer l'instrument et panser la plaie. A part un peu de bronchite de temps en temps, et la douleur que lui causait le pansement, il se portait à merveille : bonne mine, embonpoint, excellent appétit, s'amusant et gai comme les autres enfants.

Plusieurs fois, ayant essayé, après avoir enlevé l'appareil, d'oblitérer l'orifice externe de la fistule, à peine quelques secondes s'étaient-elles écoulées, qu'une dyspnée intense venait empêcher qu'on ne continuât l'expérience et démontrer qu'il n'était pas possible de supprimer l'instrument. Pendant ces courts instants, on ne s'apercevait pas que l'inspiration fût plus difficile que l'expiration; pourtant la canule portait, à son orifice externe, une soupape destinée à laisser pénétrer l'air lors de l'inspiration et à s'opposer à la sortie par la canule de celui qui était expulsé de la poitrine, et elle était parfaitement bien supportée.

La voix et la toux complétement insonores.

Voici les renseignements qui m'ont été donnés sur les antécédents.

Le 1er juillet 1865, il se présente dans le service de M. de Saint-Laurent, à l'hôpital Cochin. Il avait 2 ans et demi. Il offrait toutes les apparences d'une bonne constitution, et n'avait jamais eu antérieurement de maladie un peu sérieuse; ni lui ni sa mère n'avaient présenté d'accidents de nature suspecte.

Depuis près d'un an, c'est-à-dire dès l'âge de 18 mois, il avait perdu la voix, qui, ainsi que les autres sons vocaux, s'était graduellement éteinte.

Depuis trois semaines, la respiration avait commencé à se montrer difficile, pénible Cette gêne n'avait fait que croître, et était grande depuis cinq ou six jours. Un vomitif pris trois jours auparavant n'avait amené aucune amélioration, et des accès de dypsnée avaient apparu depuis un jour.

La respiration était gênée, difficile, et cela d'une façon continue. L'inspiration était sifflante et s'entendait à distance. L'expiration était moins bruyante, il avait trois ou quatre accès de dyspnée en vingt-quatre heures pendant lesquels le petit malade s'agitait, suffoquait et prenait une couleur violacée. L'accès passé, il reprenait son calme et la couleur rosée de la face. Par instants, un peu de toux voilée, sourde, comme croupale.

Ganglions du cou non engorgés; pas de fausses membranes ni de rougeurs dans le pharynx.

Déglutition facile, ni vomissements, ni diarrhée. Pouls assez fréquent, sans chaleur à la peau, sans fièvre. Par l'auscultation, on n'entend aucun bruit dans la poitrine.

On hésite à poser un diagnostic. La rareté des polypes à cet âge ne fait supposer cette affection qu'avec réserve; on s'arrête de préférence à l'idée d'une angine œdémateuse.

Avant d'en venir à l'opération de la trachéotomie, on tente les moyens médicaux les plus énergiques: vomitif avec poudre et sirop d'ipécacuanha; vésicatoire sur le sternum :

2 juillet. Même état, deux accès de suffocation. — Frictions mercurielles; calomel, 0,20 centigrammes.

Le 3. Amélioration légère, qui a disparu le lendemain; quelques légers accès de suffocation. — Même traitement.

Le 4. Aggravation du mal, les forces diminuent, la respiration se fait plus difficilement, les extrémités se cyanosent, le pouls augmente de fréquence et devient irrégulier, les accès de dyspnée se multiplient. On se décide à l'opération, qui est faite à l'instant. Le soir, pouls à 120; peau chaude. Respiration calme, interrompue par quelques secousses de toux seulement; rejet de matières muqueuses.

Le 5. Amélioration; pas de chaleur à la peau; pouls à 100. Très-peu de toux, expulsion de mucosités; il n'y a plus de cyanose, la nuit a été calme, l'enfant a dormi.

Le 7. État général excellent, facies animé, gai; la respiration s'exécute bien; rarement de la toux, peu de mucus.

Le 9. Même état; on change la canule, et pendant cette opération il survient un accès de toux avec dyspnée et menace d'asphyxie, telle que l'enfant a failli mourir; c'est avec peine qu'on parvient à remettre l'instrument. Le changement se fait une ou deux fois par semaine, et toujours avec difficulté. — On essaye l'iodure de potassium à la dose de 10 centigrammes.

Le 23. L'enfant sort dans un état excellent. Il peut, en soufflant par la bouche, faire résonner un petit sifflet. Il emporte sa canule, et continue l'usage de l'iodure. Deux fois par semaine il vient se faire panser à la consultation de l'hôpital.

Rien n'était changé dans cet état, lorsqu'il se présente le 7 avril 1862, avec de la fièvre, de l'abattement, un peu de toux et de la dypsnée. La canule enlevée on voit, au pourtour de l'orifice, du côté droit, une plaque rouge bien circonscrite; on trouve le trajet fistuleux tapissé d'une fausse membrane grisâtre. Rien aux amygdales; déglutition facile.

Entré à l'hôpital le 8, il succombe le 9, malgré un traitement énergique.

Opposition est faite à l'autopsie, et l'on n'obtient qu'avec peine de faire l'examen du larynx et de la trachée. Le tube aérien ouvert sur sa face postérieure se présente tapissé de fausses membranes, que l'on enlève avec facilité et au-dessous desquelles on trouve la muqueuse rouge et injectée. Aucune altération au niveau de la fistule, point d'ulcération. L'altération principale siége au niveau des cordes vocales inférieures et à la partie inférieure et médiane de la face postérieure de l'épiglotte.

L'aspect est celui des végétations finement granulées. La plus volumineuse est fixée en avant, à la jonction des deux cordes vocales, par un pédicule très-étroit transversalement, et assez large verticalement. Sa surface globuleuse, arrondie et subdivisée en deux lobes par une scissure, est hérissée de petites granulations; sa longueur antéro-postérieure est de sept millimètres, et sa grosseur de cinq millimètres. De chaque côté, à droite et à gauche, on ne voit que quelques granulations; mais plus en dehors, sur les parties latérales du larynx, toujours sur les cordes inférieures, les végétations prennent de plus grandes dimensions et contribuent à oblitérer le passage de l'air. La muqueuse n'est saine, en effet, qu'à la partie latérale gauche postérieure; c'est par ce point seulement que la respiration pouvait se faire. Or, elle devait être fort incomplète, puisque la glotte, dont le diamètre antéro-postérieur a seize millimètres, était en grande partie obturée en ce sens par la végétation médiane, qui en a sept, et qui transversalement, ayant cinq millimètres, occupait la moitié antérieure du détroit, que rétrécissaient encore les végétations latérales. Quoique mobile surtout de bas en haut, cette végétation ne pouvait guère modifier l'acte respiratoire dans ses diverses positions.

Les végétations de l'épiglotte ont le même aspect. Il existe deux masses principales à larges pédicules ; leurs dimensions sont de trois à quatre millimètres ; elles sont découpées en plusieurs lobules.

Les ventricules sont sains, leurs orifices seulement sont en partie voilés par quelques végétations qui s'avancent au-dessus.

La muqueuse seule paraît affectée.

Examinées au microscope, ces productions morbides n'ont offert que des éléments épithéliaux. Épithélium cylindrique, ou normal à la surface; épithélium pavimenteux, profondément. Peu de noyaux, peu de granulations, pas de vaisseaux ou très-peu. Généralement blanches, un petit nombre seulement de ces productions étaient rouges ou violacées. Leur consistance n'est pas très-considérable. Si elles résistent à leur base, à leur surface, on peut, par le grattage, en enlever des parcelles.

On n'a pas fait usage du laryngoscope. Un chirurgien fort expérimenté à qui la proposition fut faite, s'y refusa, probablement à cause de la jeunesse et de l'indocilité de l'enfant. Avec cet instrument, ou aurait pu, assurément, voir le genre de lésion dont il s'agissait. De là on eût songé à délivrer ultérieurement cet enfant d'un mal qui n'avait nulle tendance à guérir spontanément. Il n'existe, en effet, aucune trace d'ulcération, et aucune parcelle de polype ne paraît avoir été rendue. Du reste, alors même qu'une des végétations pédiculées eût été expulsée, la respiration bien certainement n'aurait été que médiocrement soulagée et nullement rétablie.

Dans les circonstances actuelles, la trachéotomie était donc le premier et le seul moyen à employer. On voit quelle en a été l'utilité. L'enfant a pu vivre dix mois, et une maladie accidentelle seule est venue mettre fin à ses jours !

OBSERVATION XIII.

Enrouement à l'âge d'un an et demi. A trois ans et dix mois la respiration devient très-difficile et sifflante à la suite d'une varicelle. — Deux mois et demi plus tard on est obligé de pratiquer la trachéotomie à cause de la suffocation imminente. L'examen laryngoscopique permet de constater l'obstruction complète du larynx par une masse granulée mûriforme d'un blanc grisâtre sale. — Ablation mécanique par l'écraseur laryngien et le grattage. — Cautérisations consécutives. — Succès presque complet. (Observation extraite de l'ouvrage de M. Bruns, *Die laryngoskopie und die laryngoskopische chirurgie*, Tubingen, 1865, p. 322 et suiv., et traduite de l'allemand par M. le docteur Rabbinowicz, pl. V, fig. 1, 2, 3, 4, 5, 6, 7.)

Le matin du 20 avril 1860, un garçon de Breslau, nommé Hans P..., âgé d'un an et demi, qui a été transporté pendant la nuit d'une chambre chauffée dans une chambre non chauffée, eut la voix un peu enrouée. Malgré les moyens employés, l'enrouement persista au même degré sans toux ni aucune trace de dypsnée jusqu'à la fin de l'été de 1861. L'hiver suivant, l'enrouement s'aggrava sensiblement, de sorte qu'au printemps de 1862, il y eut aphonie complète. Parfois, la voix se rétablissait un peu, quoique très-faible, mais cette amélioration était de courte durée. Du reste, l'enfant était parfaitement bien portant et même, pendant l'été de 1862, il pouvait courir et sauter comme les autres enfants sans être essoufflé. Les divers médicaments employés, tels que inhalations de salpêtre, de sel ammoniac, de vapeurs de nitrate d'argent, étaient sans effet. Le médecin croyait que l'enrouement était dû à l'hypertrophie des amygdales, aussi les a-t-il touchées pendant sept à huit semaines, tous les jours, sans résultat. L'enfant fut aussi soumis sans effet aux bains et aux inhalations d'eaux de Jastrzemb, dans la Haute-Silésie.

En septembre 1862, l'enfant fut atteint de varicelle, accompagnée de fièvre, qui dura pendant deux ou trois semaines. Après la disparition de cette maladie, on a observé pour la première fois une difficulté de la respiration qui s'entendait à distance et devenait prolongée et sifflante. Les muscles respirateurs entraient en jeu d'une manière marquée ; en même temps, l'enfant est devenu pâle, ses forces et son embonpoint ont diminué rapidement. On a employé sans effet trente bouteilles d'eau d'Ems, avec des pastilles de sel d'Ems, des émissions sanguines répétées au cou, des frictions de diverses pommades au cou, à la poitrine et au ventre, etc.

Au commencement de l'hiver, la difficulté de la respiration alla toujours en s'aggravant ; elle était devenue très-considérable dans la première moitié de décembre ; on observa en outre de la difficulté dans la déglutition, de sorte que l'enfant ne pouvait plus avaler que des liquides par cuillerées à café. Une grande chaleur alternait avec des sueurs froides et de la dyspnée. Un examen rapide avec le laryngoscope fit voir cinq excroissances autour de l'épiglotte (on les prit pour des papilles développées de la langue). On ordonna donc des badigeonnages avec une solution d'iode, qui ne furent exécutés qu'une seule fois parce que, le lendemain déjà, il survint de la perte de connaissance avec miction involontaire et suffocation imminente. L'enfant était tout à fait pâle, froid, les yeux fermés et ouvrant la bouche comme s'il manquait d'air. On a donc fait la trachéotomie le 19 décembre 1862.

Après l'opération, l'enfant respirait tranquillement ; il se rétablit peu à peu sous l'influence du traitement consécutif. Cinq à six semaines plus tard on changea pour la première fois la canule, pour la remplacer par une autre un peu plus volumineuse, qui avait, à la partie supérieure de sa convexité, une ouverture pour permettre à l'air de passer en partie par le larynx. Après l'usage de cette nouvelle canule pendant trois ou quatre jours, l'enfant commença à rendre, en toussant, du sang par cette canule, et il ne pouvait plus rien avaler, chaque effort de déglutition déterminant des douleurs violentes. Comme l'enfant souffrait beaucoup, on a remis la première canule, et aussitôt il put avaler, et il se rétablit rapidement. Quelques semaines plus tard on mit une troisième canule, présentant une ouverture très-longue à sa convexité, et on ne tarda pas à s'apercevoir que des végétations y pénétraient, de sorte que lorsqu'on voulait sortir la canule interne pour la nettoyer, il fallait le faire avec effort, ce qui déterminait de la douleur et du saignement. La canule interne enlevée, on voyait une masse charnue rouge, saignante, proéminant dans la canule externe à travers son ouverture laryngée ; on a donc confectionné une quatrième canule avec une ouverture plus petite, et placée plus bas. Cette quatrième canule était bien supportée.

L'enfant se rétablit au point de pouvoir sauter et jouer, mais il resta complétement aphone et sujet à de la dyspnée, et de l'anxiété aussitôt que l'ouverture de la canule n'était pas tout à fait libre.

Pendant le printemps et pendant l'été de 1863, l'enfant fut examiné plusieurs fois au laryngoscope par divers médecins, pour découvrir la cause de cette aphonie persistante. Divers diagnostics furent portés : l'un croyait à des excroissances autour de l'épiglotte; un autre admit un épaississement des cordes vocales, et par conséquent un rétrécissement de la glotte. Enfin, un troisième pensa que les cordes vocales étaient à l'état normal, mais paralysées. Ces diagnostics si variés et si différents de ce que j'ai observé moi-même me donnent la conviction que jamais à Breslau on n'a vu dans l'intérieur du larynx. A cette époque le traitement consistait dans les badigeonnages de l'arrière-gorge avec des solutions de tannin, de nitrate d'argent, et dans des inhalations de solutions de tannin par le moyen d'un pulvérisateur. En outre, on a cherché à remédier au rétrécissement qu'on supposait dans le cou par une sonde d'argent à bouton, courbée en avant, en l'introduisant tous les jours par la bouche jusque dans l'arrière-gorge (sans miroir) et en la pressant doucement. Le médecin croyait même que cette méthode avait dilaté le rétrécissement.

Au milieu d'octobre, on m'a amené l'enfant à Tubingue. Je le vis pour la première fois le 10 octobre 1864, il était petit, délicat, pâle, les yeux un peu excavés, il avait alors cinq ans passés ; — il était visible qu'il n'était pas développé sous le rapport physique comme les autres enfants de son âge, mais en revanche il était très-vif et très-intelligent.

La respiration se fait exclusivement par la canule; aucune trace de respiration par la bouche. Le moindre essai de boucher la canule produit une grande anxiété et une menace de suffocation. L'enfant est complétement aphone; ne pouvant pas parler, il s'est habitué à produire des bruits particuliers (par certains mouvements des lèvres, de la langue, de la mâchoire, etc.), qui sont complétement inarticulés et incompréhensibles; cependant la mère peut souvent le comprendre. L'enfant peut éteindre une bougie en soufflant avec la bouche, mais il ne peut produire aucun son avec l'harmonica, etc. Un refroidissement pendant le voyage de Breslau à Tubingue a déterminé un catarrhe modéré avec toux, d'une

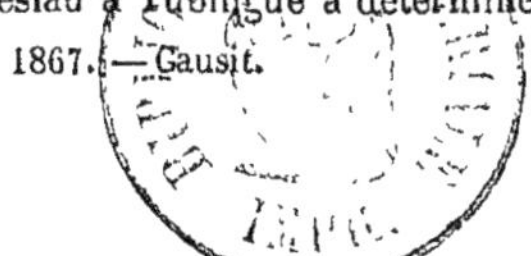

âpreté particulière, qui a dispaiu en 12 à 14 jours. Du reste aucune maladie.

L'examen laryngoscopique était très-difficile chez ce malade, ce n'est qu'à la quatrième séance, le 14 octobre, que j'ai pu jeter un regard rapide dans l'intérieur du larynx. La difficulté consistait d'abord dans la grande anxiété et dans l'inquiétude de l'enfant qui pleurait, gémissait, toussait beaucoup, se débattait en tous sens au point que les aides ne pouvaient pas le maintenir; ensuite une autre difficulté consistait dans la position de l'épiglotte qui couvrait complétement l'orifice supérieur du larynx et qui se soulevait d'autant plus difficilement que l'air passait par la canule au lieu de passer par la bouche; on ne voyait pas même le soulèvement de l'épiglotte lorsqu'on engageait l'enfant à prononcer « *a e* » ou à produire un autre son; enfin, une troisième difficulté consistait en ce que (en grande partie par suite du catarrhe) dans l'arrière-gorge et surtout autour de l'épiglotte il y avait une grande quantité de mucosités blanc jaunâtres assez épaisses. En revanche, la sensibilité de la paroi postérieure du pharynx était peu considérable de même que celle des piliers du voile du palais, bien que les amygdales fussent plus volumineuses qu'à l'ordinaire, elles ne gênaient pas beaucoup pour placer le miroir Par suite des mouvements que l'enfant faisait en sanglotant, l'épiglotte se soulevait parfois un peu momentanément et il fallait rapidement profiter de ce moment pour voir dans l'intérieur du larynx, ce qui du reste ne réussissait pas toujours, toutes les parties étant recouvertes de mucosités. Cependant, en continuant l'examen tous les jours, la sécrétion du mucus commençant en même temps à diminuer, on pouvait voir de plus en plus clairement dans le larynx, de sorte que le 21 octobre on a pu prendre un dessin.

On y voit la totalité de l'orifice du larynx (depuis le bord libre de l'épiglotte jusqu'au fond de l'espace interaryténoïdien) rempli complétement par une masse granulée mûriforme d'un aspect blanc grisâtre sale qui proémine en haut jusqu'au sommet des cartilages aryténoïdes et en arrière jusqu'au delà des bords de la glotte interaryténoïdienne, notamment à gauche; c'est aussi cette dernière partie qu'on voit pendant les mouvements du larynx se remuer un peu et se déplacer en haut et en bas à sa surface interne; quelques jours après, l'épiglotte se soulevant un peu plus pendant les fortes inspirations et les cartilages aryténoïdes se séparant l'un de l'autre, on pouvait dans ces moments reconnaître de petites fentes sombres en partie entre les diverses granulations de la tumeur et en partie entre la tumeur et la paroi gauche de la cavité du larynx.

A travers ces fentes on voyait aussi après leur disparition, très-rarement il est vrai, une petite bulle d'air monter; mais ordinairement, malgré les mouvements respiratoires, on ne voyait sur la tumeur et à son voisinage aucune bulle d'air, mais seulement une couche de mucosités claires, ce qui est une preuve évidente que le larynx était complétement rempli par la tumeur et que, pendant les mouvements respiratoires, l'air ne pouvait nullement passer par sa cavité. Ayant découvert ainsi la cause de l'aphonie, il s'agissait maintenant d'enlever la tumeur.

L'opération difficile chez l'adulte, l'est encore plus chez l'enfant; en premier lieu, l'anxiété et la crainte des douleurs le rendent indocile, il ne sait pas aider le médecin en ouvrant suffisamment la bouche et en laissant immobiles la langue, la mâchoire, etc. Le moindre mouvement de la tête ou du tronc peut soustraire l'instrument à la vue, de sorte que le médecin est obligé de tâtonner et de se diriger à peu près d'après la longueur et la direction de la partie introduite et d'après la résistance qu'il rencontre. Enfin, dans le cas actuel, il y avait cette difficulté que le diagnostic était incomplet, surtout en ce qui concernait le siége, l'origine et l'extension de la tumeur; on ne savait pas si elle n'avait qu'une seule origine ou si elle en avait plusieurs, on ne savait pas jusqu'où elle s'étendait en bas, etc....

En présence de telles difficultés, je ne pouvais faire qu'un essai, et je devais le tenter pour tirer l'enfant d'une aussi triste position.

La première chose à faire était d'habituer l'enfant à l'introduction des instruments dans l'arrière-gorge et dans le larynx. Je rencontrai d'abord un grand obstacle dans la position susmentionnée de l'épiglotte qui ne se soulevait jamais que momentanément. Les tentatives pour obtenir un soulèvement de l'épiglotte un peu plus grand et un peu plus durable, c'est-à-dire pendant quelques secondes, en engageant l'enfant à émettre quelques sons, sont restés sans effet. La grande sensibilité de l'épiglotte au moindre attouchement a fait aussi échouer les tentatives de la soulever par une sonde, par une spatule ou par un crochet mousse. Enfin, j'ai obtenu une amélioration graduelle en badigeonnant plusieurs fois avant chaque séance l'épiglotte et les parties voisines avec du tannin et en continuant les exercices. Quant aux autres remèdes, les badigeonnages de morphine, de chloroforme, d'éther hydrochlorique chloré, j'ai ét- obligé de les abandonner bien vite parce qu'ils étaient irritants et doué loureux.

Le 8 novembre, j'ai pu, pour la première fois, appliquer la pince épilottique à l'épiglotte, et j'ai répété cette application les jours suivants, pendant chaque séance, deux ou trois fois. L'enfant s'y habitua très-rapidement, de sorte que je pus bientôt la laisser pendant quelques minutes sans produire de douleur ni de suffocation. Au commencement de l'application la tumeur était toujours très-visible, mais après une demi-minute à une minute elle était soustraite à la vue parce qu'elle se couvrait de mucosités qui étaient sécrétées abondamment par la muqueuse et qui devenaient spumeuses par suite des sanglots de l'enfant. La pince n'a jamais produit la moindre altération ou lésion de l'épiglotte, excepté une fois où l'enfant a brusquement arraché la pince et s'est fait une petite plaie au bord de l'épiglotte, petite plaie qui a du reste guéri en quelques jours.

A partir du 14 novembre, j'ai commencé à introduire tous les jours à plusieurs reprises le constricteur (fermé) dans la cavité du larynx pendant que la pince épiglottique était appliquée; il va sans dire que l'enfant était toujours inquiet et faisait de la résistance.

Chaque fois que je suis arrivé avec l'extrémité de l'instrument jusque derrière le bord libre de l'épiglotte, je ne pouvais plus rien voir de l'extrémité antérieure de l'instrument, toutes les parties de l'arrière-gorge s'appliquant fermement autour d'elle.

Cette contraction autour de l'instrument introduit a eu lieu régulièrement pendant toute la durée du traitement. L'application de la pince épiglottique n'avait d'autre but que de relever l'épiglotte et de l'attirer en avant pendant un temps suffisant, pour que l'extrémité de l'instrument puisse pénétrer dans le larynx. Ainsi, plus tard, quand le malade avait appris à relever davantage l'épiglotte, l'application de la pince est devenue inutile.

Le 20 novembre, j'ai essayé en vain de détacher et de ramener des parties de la tumeur avec le constricteur, ce n'est que le 27 novembre que je réussis pour la première fois. Après avoir fait pénétrer l'anse ouverte dans le larynx jusqu'au-dessous de la tumeur, et m'être assuré qu'aucune partie normale n'était engagée, j'ai pressé l'instrument vers la paroi droite de la cavité du larynx, j'ai serré l'anse rapidement et, en retirant l'instrument, j'ai ramené un morceau de la tumeur du volume d'un pois; ce morceau était une masse informe consistant en trois granulations rondes, assez grandes, et en plusieurs plus petites. Le détachement ne fut pas douloureux et, en examinant le larynx après cette opération, on a vu un épanchement de sang à la surface de section et dans l'épaisseur del a tumeur. Le 29 novembre on a ramené encore sans douleur un morceau de la tumeur du volume d'un pois, seulement l'opération fut suivie, cette fois, d'un peu de crachement de sang par la bouche et par la canule. En voulant examiner le larynx aussitôt après cette opération, on ne pouvait plus découvrir la surface de section, toute la partie étant couverte d'une couche épaisse de mucus sanguinolent. Les jours suivants, l'enfant se plaignait de douleurs dans le cou, il toussait assez fréquemment, il avait l'air malade, de sorte qu'on ne pouvait que faire un examen rapide pendant lequel on voyait la tumeur enfoncée, sale et noirâtre.

Le 3 décembre, l'enfant se rétablit. Le niveau de la tumeur est de quelques lignes plus profond; la surface a plutôt l'aspect d'une bouillie homogène, gris blanchâtre, dans laquelle on ne peut voir que quelques granulations arrondies et intactes.

La sonde du larynx fut introduite jusqu'à ce qu'elle touchât la canule et on ramena avec le constricteur un morceau du volume d'une lentille,

Le 6 et le 8 décembre, on a également ramené chaque jour deux ou trois petites granulations. Le 10 décembre, la tumeur est considérablement diminuée, elle ne s'étend que jusqu'à la base des cartilages aryténoïdes, sa surface a le même aspect qu'auparavant.

L'introduction du constricteur devient plus pénible à cause de l'inquiétude et de la résistance de l'enfant, qui augmentent à chaque séance, de sorte que l'opération ne devient possible qu'en maintenant violemment l'enfant et en le menaçant. Par les menaces seules on peut obtenir qu'il tienne la bouche ouverte, qu'il tire la langue, etc.

On ne pouvait pas songer à recourir au chloroforme; une seule fois le chloroforme a paru avoir quelque utilité, mais en voulant répéter son emploi, il s'est montré inefficace, et même, ayant obtenu une insensibilité complète, l'exécution de l'opération était devenue tout à fait impossible. On était donc obligé de recourir toujours aux moyens violents en dehors des prières, des promesses et des menaces: on maintint l'enfant attaché à la chaise avec des bandes; les deux jambes furent attachées à une attelle de bois, et maintenues par un aide. Un deuxième aide fixa le thorax et le bras gauche, un troisième tenait la main droite de l'enfant, et il était chargé de boucher ou d'ouvrir la canule. Un quatrième fixa la tête et la langue. Un cinquième maintenait la pince épiglottique en position dans la bouche, et me présentait la charpie et les éponges avec lesquelles j'essuyais, avant l'introduction du constricteur, les mucosités qui coulaient abondamment dans la bouche et dans l'arrière-gorge. Pendant que le malade était ainsi fixé, je profitai des moments dans lesquels l'enfant se décidait, par suite des menaces ou des prieres, à tenir la bouche assez ouverte pour que je puisse opérer. Il me serait difficile de dire le nombre de fois où l'enfant, malgré sa fixité, faisait un mouvement qui me forçait à retirer l'instrument avant d'avoir pénétré dans le larynx. Aussi les séances avaient à présent une durée d'une heure entiere, d'une heure et demie, même de deux heures et au delà, tandis qu'auparavant elles duraient seulement un quart d'heure, tout au plus une demi-heure. Il faut avoir assisté à ces séances pour se faire une idée des difficultés qu'on avait à vaincre chez cet enfant. En introduisant l'anse plus profondément dans le larynx, dans la séance du 10 décembre 1863, je sentis d'abord une résistance, (provenait-elle de la glotte contractée convulsivement? ou bien était-elle la suite du contact contre la base solide d'une plus grande excroissance?) tout à coup l'anse s'enfonça plus profondément, alors, par des mouvements combinés de rotation, je suis parvenu à ce qu'elle soit tournée par sa surface large en arrière; ensuite je l'ai appliquée solidement contre la paroi postérieure du larynx et en même temps je la serrai modérément. J'ai senti aussitôt que l'anse était fixée; il s'agissait donc tout d'abord de voir si aucune partie du larynx, par exemple un cartilage aryténoïde, n'était engagé dans l'anse. J'ai donc regardé à plusieurs reprises et je me suis assuré qu'il n'y avait rien que la tumeur, et que, même pendant les mouvements légers que j'imprimai à l'instrument, la tumeur le suivait en s'abaissant et en s'élevant; alors je serrai l'anse de toutes mes forces et j'arrachai enfin ce qui était engagé par des tractions ménagées, et, en retirant l'instrument, je ramenai la masse que je vais décrire plus bas. L'arrachement causa très-peu de douleur et très-peu de perte de sang, et on put tout de suite (pour la première fois depuis presque une année), entendre la sortie de l'air par le larynx et par la bouche.

La tumeur, extraite dans cette séance, est représentée dans les figures 1 et 2 de la planche V, grandeur naturelle; elle a l'aspect et la forme d'une petite grappe en miniature. Le plus grand diamètre transversal et le diamètre longitudinal avaient chacun 20^{mm}; l'épaisseur 10^{mm}. Cette tumeur consiste en une partie moyenne allongée, et en deux parties latérales arrondies, dont chacune est composée de plusieurs lobules d'inégale grosseur, réunis les uns aux autres par des pédicules étroits. Chaque lobule est composé de nombreuses granulations arrondies ou allongées, de volume inégal, depuis celui d'un grain de millet jusqu'à celui d'un grain de sable. Ces granulations ont une couleur gris blanchâtre ou gris rougeâtre; cette dernière coloration est due aux vaisseaux qui se trouvent dans les grandes granulations et dans la masse. A l'extrémité supérieure de la tumeur, on voit une bande lisse qui se termine par deux pointes fines; c'est sans doute une partie de la muqueuse où la tumeur était fixée et qui a été arrachée avec elle. A un examen plus minutieux on trouve que cette tumeur, comme tous les nombreux morceaux arrachés successivement du larynx, présentait de la manière la plus distincte, la structure papillaire. La base consistait partout en très-peu de tissu conjonctif très-délicat, et strié avec des vaisseaux fins qui présentaient, dans les parties périphériques de la tumeur des anses uniques ou multiples selon le volume de ces parties. Ces anses, réunies par du tissu conjonctif, étaient entourées de grandes cellules épithéliales, polygonales, aplaties, renfermant un noyau, et qui étaient déposées en couches concentriques innombrables autour des vaisseaux, de sorte que l'épaisseur de cette couche épithéliale dépassait du double au quadruple l'épaisseur de la base vasculaire. Dans la plupart des granulations et des lobules périphériques, on pouvait reconnaître très-distinctement l'accroissement de la tumeur par la formation de bourgeons, car on voyait sur les lobules périphériques plusieurs excroissances ou bourgeons plus ou moins volumineux, simples ou ramifiés. En revanche, on n'a jamais réussi à découvrir, dans l'intérieur de cette tumeur, des agglomérations circonscrites de cellules rétiformes; il est donc bien établi que notre tumeur a les caractères d'un papillome et non pas d'un cancroïde.

Le lendemain de l'opération, l'enfant se plaignait, il est vrai, de quelques douleurs dans le cou et d'une plus grande fréquence de la toux; mais, la santé générale était tout à fait bonne et, en bouchant la canule, l'enfant pouvait respirer par la bouche, pendant une minute entière, sans éprouver la moindre anxiété, mais, en faisant, il est vrai, des efforts et en produisant du ronflement; il pouvait même prononcer quelques paroles assez distinctes, l'enfant disait qu'il pouvait maintenant respirer par deux tubes.

L'examen laryngoscopique ne pouvait plus se pratiquer parce que l'épiglotte, comme toujours, fermait le larynx et ne pouvait être relevée par la pince épiglottique, à cause de l'irritation. Le 13 décembre, la douleur du cou a disparu, la toux a diminué; en bouchant la canule, l'enfant peut respirer par la bouche, pendant quinze minutes, sans aucune difficulté; mais, il faut que l'enfant reste tranquille; car, si on le laisse courir et faire quelques exercices, il survient aussitôt une dyspnée qui oblige d'ouvrir immédiatement la canule. L'enfant pouvait aussi parler, quoique avec un son faible, s'il ne faisait pas d'efforts; mais, aussitôt qu'il faisait des efforts, le son ne se produisait plus et il n'y avait qu'un bruit comme auparavant. En faisant l'examen laryngoscopique, sans recourir à la pince épiglottique et, en se contentant d'un regard rapide dans le larynx, pendant le soulèvement momentané de l'épiglotte, on a découvert la cause de ces phénomènes; car, on a constaté d'abord dans le milieu du larynx une ouverture ovale, foncée, de la longueur d'environ 5 millim., dont le plus grand diamètre transversal était de 3 millim.; elle était limitée par un bord sinueux très-irrégulier; c'est-à-dire, par des excroissances papillaires. de volume et de forme variés, provenant de la face interne du larynx.

Pendant les fortes expirations, on voyait dans la profondeur de l'ouverture foncée une masse très-mobile, granulée, du volume d'un pois, laquelle masse remontait parfois en haut jusqu'au niveau de la base des cartilages aryténoïdes de manière à remplir complétement l'ouverture en question et à la fermer. D'autres fois, au contraire, elle s'enfonçait si profondément qu'elle devenait invisible et qu'elle laissait l'ouverture tout à fait libre.

Le 25 décembre a eu lieu la séance la plus longue, elle a duré plus de deux heures. Dans cette séance, on est parvenu enfin, après avoir ramené plusieurs petits fragments, à retirer avec l'anse le lobule plus volumineux qui vient d'être décrit. Cette séance fut suivie d'un mouvement fébrile léger, d'une plus grande fréquence de la toux, de douleurs dans la langue, de sorte qu'elle ne pouvait plus sortir de la bouche; et de difficultés de la déglutition, de sorte que les liquides avalés sortaient aussitôt, pour la plus grande partie, par la canule. Cependant, ces accidents ont disparu, dans quelques jours, par le simple repos au lit, sans aucun traitement.

Le 22 décembre, l'enfant se rétablit; il respire mieux par la bouche, il supporte la fermeture de la canule, pendant plus d'une heure, sans se plaindre. Quant à l'examen laryngoscopique, en faisant faire à l'enfant des inspirations lentes et profondes, pendant qu'il bouche lui-même la canule avec le doigt, l'épiglotte se soulève maintenant assez pour qu'on puisse bien regarder dans le larynx, quoique pendant un temps très-court. La paroi postérieure du larynx paraît maintenant assez lisse et libre; mais, à la paroi antérieure, au niveau du tuberculum epiglottidis, de même que sur les parois latérales, au même niveau et plus bas, on voit une masse, composée d'excroissances, petites, pointues, granulées, d'aspect glandulaire, etc., qui proéminent dans la cavité du larynx, en laissant au milieu une ouverture ronde allongée, limitée par un bord irrégulier, sinueux; ouverture ayant dans sa longueur 6 à 8 millim. et dans sa largeur 3 à 4 millim.

On ne pourrait reconnaître aucune trace des cordes vocales.

Les 24, 26 et 28 décembre 1863, on a chaque fois ramené un à deux fragments du volume d'un grain de millet jusqu'à celui d'un pois.

Le 31 décembre, on a retiré un fragment, long de 9 à 10 millim. et épais de 4 à 5 millim., consistant en une agglomération de granulations du volume d'un grain de sable. Aussitôt après cette extraction, l'enfant disait spontanément qu'il passe maintenant plus d'air par la bouche que par la canule.

Au commencement de l'année 1864, la désobstruction du larynx est assez complète pour que l'enfant puisse supporter la fermeture de la canule, pendant toute une journée, soit en restant tranquille, soit en sautant; et, pour qu'on puisse entendre sa voie à la distance de vingt pieds. Il est vrai, que la voix était complétement éteinte (*wollkommen tonlos*); et, d'apres la mère, la voix était à peu près au même degré qu'au commencement de l'année 1862.

La formation nouvelle qui recouvrait, dans une grande étendue, la cavité du larynx n'offrait plus, dans aucun endroit visible au laryngoscope d'excroissances proéminant dans la cavité; mais, elle apparaissait sous forme d'une couche assez homogène d'une épaisseur de plus d'une ligne, en partie granulée, en partie huileuse, qui recouvrait la face interne du larynx comme une espèce de mousse et rétrécissait sa cavité. On ne pouvait donc plus espérer aucun succès de l'anse, il fallait penser désormais à un autre instrument. Ce nouvel instrument devait être construit de façon à ce qu'il puisse détruire et enlever la production morbide en pressant et en grattant, sans léser la muqueuse; ce qui était d'autant plus important, que la muqueuse ne pouvait pas être vue pendant l'opération.

L'obstacle, qu'on a eu à vaincre jusqu'à présent, a persisté jusqu'à la fin du traitement; c'est-à-dire qu'aussitôt que la pointe de l'instrument a pénétré dans le larynx, toutes les parties ambiantes se contractaient autour d'elle, de sorte que l'instrument n'était pas visible au delà de l'épiglotte.

J'ai donc déterminé d'avance, à l'aide du laryngoscope, la partie du larynx sur laquelle je voulais agir, j'ai bien examiné sa distance et sa position, par rapport à l'épiglotte; de sorte que j'ai pu ensuite faire agir, sur cet endroit, l'instrument, sans voir ni l'un ni l'autre.

Il va sans dire que cette opération ne réussissait pas toujours complétement et que la pointe de l'instrument, surtout si elle était chargée de substance âcre et corrosive, agissait aussi sur les parties environnantes. Il faut que je dise tout de suite que, dans l'application du caustique, j'ai été obligé de renoncer, comme étant tout à fait impossible, à limiter l'action de ce moyen. Cette délimitation n'est applicable que chez l'adulte, dont le larynx a de plus grandes dimensions.

Je devais donc me borner, pour cet enfant, à des moyens dont l'action sur les parties voisines ne produisît pas de lésions durables. Mais, il était très-difficile de trouver des moyens chimiques qui détruisent les parties malades, sans léser les parties saines.

Je fus donc obligé d'inventer un instrument qui pût enlever la partie malade, comme étant la plus molle, sans produire de lésion considérable des parties saines qui étaient d'une consistance plus ferme; j'ai atteint ce but complétement en faisant confectionner un instrument qui a la même longueur et la même courbure que la sonde du larynx et qui est creusé, à l'extrémité inférieure de la partie concave, d'une gouttière, longue de 2 ou 3 centimètres, dont les bords ne sont pas tranchants et qui se termine par un cul-de-sac; cet instrument est en aluminium.

Avec cet instrument, j'ai pénétré dans le larynx, les 7, 10, 14, 17 et 20 janvier 1864; et, j'ai ramené, dans chaque séance, huit, dix, quinze granulations, du volume d'un grain de sable jusqu'à celui d'un grain de millet, qui provenaient surtout de la paroi antérieure du larynx, depuis le niveau du tuberculum epiglotticum jusqu'à l'angle des cordes vocales, où la production morbide était en plus grande quantité. Ces opérations déterminaient très-peu de douleur et de saignement. La parole est devenue peu à peu plus distincte et, de temps en temps, on pouvait entendre le commencement d'un son.

Dans la séance du 20 janvier, je constatai de la manière la plus certaine, dans plusieurs endroits, l'existence de nouveaux lobules granulés; dans d'autres endroits j'aperçus des papillomes isolés, filiformes et sphériques. Dans ces circonstances, la continuation de la destruction mécanique du produit morbide ne pouvait plus suffire pour amener la guérison. Je devais donc trouver des moyens chimiques qui puissent détruire les excroissances jusqu'à leurs racines ou qui puissent, tout au moins, faire perdre à la muqueuse sa tendance à les reproduire. A cet effet, j'employai d'abord des solutions concentrées de nitrate d'argent (nitrate d'argent 3j, eau distillée 3 jj). Je trempai dans cette solution de petites éponges que j'introduisis dans le larynx, tous les jours, à l'aide du miroir. Cependant ces cautérisations n'avaient aucun effet, au contraire, les papillomes s'accroissaient si rapidement que jusqu'au 30 janvier, la cavité du larynx a presque complétement disparu et ne laissait au milieu qu'une fente triangulaire limitée par trois grandes excroissances qui allaient à la rencontre les unes des autres. Cette fente était semblable à la cataracte déhiscente. Après avoir enlevé avec le grattoir, le 31 janvier, 18 à 20 morceaux du volume d'un grain de sable ou de millet et, le 2 février, 10 à 12 morceaux, j'ai encore retiré, le 4 février 1864, deux morceaux plus volumineux et immédiatement après cette extraction j'ai fait une cautérisation avec le sulfate de cuivre; on pouvait reconnaître l'intensité et l'étendue de la cautérisation par la coloration bleu grisâtre et sale des masses morbides au niveau de la glotte et au-dessous, bien que le malade ait éprouvé moins de douleur par cette cautérisation que par celle au nitrate d'argent.

Cette cautérisation au sulfate de cuivre, qui fut répétée presque journellement jusqu'à la fin du mois, fut suivie d'abord d'une amélioration considérable. Déjà le 5 et le 6 février, la cavité du larynx parut décidément élargie, l'enfant pouvait même pour la première fois prononcer quelques syllabes avec une voix assez nette quoique bien profonde et âpre. Le 7 et le 8 février, la voix était encore un peu plus facile. — L'enfant pouvait prononcer de suite quelques mots sans beaucoup d'efforts, d'une manière très-nette et avec une voix moins âpre et moins profonde que les jours précédents. Mais, à partir du 10 février, la voix s'altéra rapidement, elle manquait même très-souvent complétement, il devint plus difficile d'entendre la respiration par la bouche et, à la fin du mois, on constatait que non-seulement la voix était complétement perdue, mais aussi que la respiration par la bouche était tellement limitée que l'enfant ne pouvait plus supporter la fermeture de la canule.

La cause de cette aggravation était la reproduction extrêmement rapide des excroissances du larynx qui déjà, le 10 février, apparaissaient sous la forme de papillomes isolés, déliés et pointus et qui se multipliaient et s'agrandissaient si rapidement que, le 22 février, la cavité du larynx était presque complétement remplie de sorte qu'à partir de ce jour usqu'à la fin du mois on était obligé de recourir à plusieurs reprises au grattoir pour rétablir un peu la cavité du larynx.

Pendant les cinq mois suivants on n'a pas obtenu de changements notables. La santé générale était toujours bonne, il y avait de temps en temps des améliorations concernant la respiration par le larynx et concernant la voix, même à un degré très-sensible, mais ces améliorations urent toujours suivies de recrudescences dans lesquelles la voix redevenait complétement enrouée et la respiration par le larynx très-limitée.

Le traitement local qui fut continué pendant tout ce temps, à part des interruptions de quelques jours consistait donc dans l'application de l'anse pour enlever les excroissances un peu volumineuses, dans l'application du grattoir pour celles qui avaient moins de volume et dans l'application de divers caustiques qui furent, selon les circonstances, employés tous les jours ou seulement tous les deux jours, immédiatement après l'action mécanique sanglante ou alternant avec elle. Toutes ces opérations furent exécutées avec un seul aide qui fixa la langue et la tête de l'enfant pendant que celui-ci bouchait la canule avec l'index de la main gauche pour déterminer un plus grand soulèvement de l'épiglotte en empêchant le passage de l'air par la canule.

J'étais très-embarrassé dans le choix du caustique qu'il fallait employer pour satisfaire aux indications susmentionnées, je ne connaissais aucune expérience sur ce sujet, j'étais donc obligé de me diriger d'après l'analogie avec ce qui se passe dans les autres parties du corps. Quand on considère avec quelle opiniâtreté des petits papillomes pointus siégeant sur d'autres muqueuses (même ceux de la peau) résistent au traitement et que souvent on ne peut les détruire qu'en les extirpant avec leur base et en cautérisant fortement la plaie, on ne s'étonnera pas de la longueur du traitement de cet enfant chez lequel on ne pouvait détruire le papillome que superficiellement et ne cautériser que faiblement.

A ces remarques générales, nous ajouterons encore quelques détails. Depuis le commencement du mois de mars jusqu'au milieu du mois d'avril on a cautérisé presque tous les jours avec la pierre infernale, à l'exception cependant du 10 jusqu'au 14 mars, époque pendant laquelle on a cautérisé les papillomes très-développés avec l'acide chromique cristallisé.

Les cautérisations légères avec la pierre infernale causaient à l'enfant une irritation très-légère qui disparaissait rapidement, mais les cautérisations fortes et répétées déterminaient une toux qui était suivie de l'expulsion répétée de petits morceaux membraneux et blancs par la bouche ou par la canule, souvent on pouvait même constater le lendemain à l'examen laryngoscopique des eschares blanches dans le larynx. La cautérisation avec l'acide chromique (1) appliquée à trois papillomes du volume d'un pois ne déterminait pas de douleur ni d'irritation plus grande que celle produite par la pierre infernale, mais la partie cautérisée était plus rapidement détruite. Pendant l'époque des cautérisations avec la pierre infernale et l'acide chromique qui, depuis le 16 jusqu'au 19 mars, furent combinées avec l'application quotidienne du grattoir, la respiration et la voix s'amélioraient tellement qu'on pouvait entendre très-distinctement au premier étage l'enfant qui appelait quelqu'un dans le jardin. Mais après cette époque la respiration et la voix s'altérèrent peu à peu par suite de la reproduction, malgré la continuation du caustique, de sorte que vers le milieu du mois d'avril, la cavité du larynx ne présentait que les dimensions de quelques lignes. N'attendant plus aucun succès de la pierre infernale, j'ai employé depuis le milieu du mois d'avril jusqu'à la fin du mois de juin un glycerolé d'iode d'après la formule indiquée par Richter, (iode 1 partie, iodure de potassium et glycerine ãã 2 parties), je l'ai appliqué pendant tout ce temps (à l'exception

(1) Pour la méthode à employer, voir la description de l'auteur, p. 201.

de deux interruptions de six à huit jours chacune) tous les jours ou tous les deux jours sur les excroissances du larynx d'abord sur les papillomes siégeant à la partie supérieure de la cavité du larynx et plus tard aussi sur ceux qui étaient plus bas au-dessous de la glotte. Ces applications déterminaient chaque fois une sensation de brûlure très-violente et une toux qui était suivie de l'expulsion par la canule de masses de mucosités spumeuses, brunes et abondantes, parfois mêlées de petits morceaux membraneux ou filiformes, mais ces accidents ne persistaient jamais plus de 5, 10, 15 minutes. Après les premières applications on remarqua une diminution très-rapide des papillomes ; cette diminution continua à faire des progrès quoique d'une manière lente et on observa l'agrandissement de la cavité du larynx et une nouvelle amélioration de la voix jusque vers le milieu du mois de mai. A partir de cette époque il y eut une altération graduelle de la voix, les papillomes s'étant reproduits pour ainsi dire sous les yeux de l'observateur.

Le 1er juillet 1864 (voir fig. 3 et 4 de la planche V) la cavité du larynx fut remplie presque complétement par des nouvelles excroissances qui siégeaient d'abord dans la partie supérieure du larynx, on voyait notamment un papillome irrégulièrement arrondi d'un volume un peu plus grand que celui d'un pois, à surface finement granulée, provenant de la face interne du cartilage aryténoïde gauche au-dessus de son sommet et un autre papillome tout à fait analogue, un peu couvert par le premier, siégeant plus en avant à la partie supérieure de la corde vocale supérieure gauche, tandis qu'une troisième excroissance un peu moins volumineuse et d'une forme plus allongée siégeait sur le côté opposé de la corde vocale supérieure droite. Outre ces trois grands papillomes, il y en avait encore une grande quantité de petits qui se trouvaient entre, à côté et au-dessous des premiers et ils s'étendaient si loin en bas qu'on ne pouvait plus voir où ils finissaient. Pendant la respiration tranquille, la canule étant ouverte, les excroissances se touchaient si bien par leurs extrémités libres que le larynx paraissait complétement rempli et imperméable (fig. 3). Mais si au contraire, le malade respirait avec effort, la canule étant bouchée, on voyait entre les excroissances une fente étroite irrégulière e foncée de la forme et de la grosseur représentée dans la figure 4. — Il va sans dire que dans ces circonstances la voix était complétement perdue, que l'enfant ne pouvait que chuchoter et qu'il était obligé de tenir constamment la canule ouverte.

Dans ces circonstances il n'y avait qu'une chose à faire, c'est d'enlever de nouveau les papillomes reproduits et d'empêcher leur reproduction par des moyens plus efficaces; c'est ce que j'ai fait en enlevant d'abord les grandes excroissances avec l'anse et les petites avec le grattoir et en cautérisant avec l'acetate de plomb immédiatement après l'opération sanglante, et aussi les jours ou je n'opérais pas. Dans les deux cas, l'acétate de plomb ne détermina ni douleur ni irritation par ce procédé, continué jusqu'au milieu du mois d'août, (dans les derniers quatorze jours j'ai gratté et cautérisé tous les jours, cinq à six fois j'ai remplacé l'acétate de plomb par l'acide pyroligneux) j'ai réussi à désobstruer le larynx au point qu'il n'y avait plus de grandes excroissances et que les contours des cordes vocales supérieures et inférieures sont devenus visibles, seulement leur surface n'était pas lisse et présentait des aspérités, tandis qu'auparavant on n'avait jamais pu découvrir avec certitude la trace d'une corde vocale. L'air passait librement par le larynx de sorte que l'enfant pouvait tenir constamment la canule bouchée dans la journée et, quand il faisait des efforts, il pouvait appeler quelqu'un avec une voix claire mais profonde qu'on pouvait entendre à distance.

Depuis le milieu du mois d'août jusqu'à la fin du mois de septembre on n'a suivi aucun traitement, car je me suis absenté de Tubingue.

A mon retour, je trouvai, à ma grande grande joie, mon petit malade respirant librement à peu près comme avant mon départ, conservant la même voix, le papillome ne s'étant pas reproduit, dans les six semaines de mon absence, au même degré qu'il ne s'était reproduit auparavant même dans un espace plus court.

L'examen avec le laryngoscope, après avoir de nouveau habitué l'enfant par quelques essais, est devenu plus facile et plus complet qu'auparavant. Voici ce que j'ai constaté alors (pl. V fig. 5 —) : La surface postérieure de l'épiglotte jusqu'au tubercule paraît libre d'excroissance de même que les deux cartilages aryténoïdes, y compris la glotte interaryténoïdienne (incisura interarytenoïdea), il en est de même de la face antérieure de la paroi postérieure du larynx qui se trouve au-dessous et qui présente un aspect blanchâtre, compact, lisse comme une cicatrice, mais sans aucune rétraction et sans diminution de la mobilité des cartilages aryténoïdes.

La corde vocale supérieure droite apparaît, à l'exception de son extrémité antérieure, libre et saine, au-dessous de son bord libre, on voit un grand lobule triangulaire dont le sommet proéminedans la cavité du larynx et dont la base adhère à la corde vocale droite elle-même ou au ventricule droit, ce qu'on ne pouvait pas bien déterminer. En avant de cette excroissance correspondant à l'extrémité antérieure de la corde vocale supérieure droite, siége une autre excroissance plus étroite à laquelle s'ajoutent plusieurs excroissances pour la plupart allongées, aplaties de haut en bas, qui proviennent de la paroi antérieure du larynx au-dessous du tubercule épiglottidis et qui s'étendent jusqu'à la paroi latérale gauche et à la corde vocale supérieure *gauche* en partie l'un à côté de l'autre et en partie l'un au-dessous de l'autre. Toutes les excroissances proéminent dans la cavité du larynx avec leur extremités libres, mobiles et flottantes en haut et en bas pendant le passage de l'air ; cependant elles laissent encore au milieu tant d'espace libre, notamment pendant les fortes respirations qu'on peut voir distinctement au travers le larynx jusqu'au commencement de la trachée et se convaincre de l'existence de plusieurs petites excroissances grises à la partie inférieure de la cavité du larynx.

Le 1er octobre, j'ai enlevé avec l'anse les papillomes de la paroi latérale gauche du larynx. Le 4, j'ai enlevé ceux du côté droit et, le 6, ceux de la paroi antérieure et chaque fois j'ai cautérisé la plaie avec l'acide pyroligneux; par ces opérations, j'ai réussi à obtenir, au milieu du mois d'octobre, une désobstruction de l'intérieur du larynx plus complète que jamais, je pus alors pour la première fois reconnaître distinctement les deux cordes vocales à leur mobilité et à leur coloration plus claire, cependant leur bord libre et leur surface n'étaient pas lisses et leur coloration, au lieu d'être blanc jaunâtre comme à l'état normal, était gris rougeâtre par suite des excroissances finement granulées. On pouvait aussi reconnaître les cordes vocales supérieures et le tuberculum épiglottidis, quoique dans ces parties comme, en général, dans toute la partie supérieure de la cavité du larynx, la muqueuse au lieu d'être lisse et brillante fut partout âpre, inégale et granulée. Dans les inspirations profondes on pouvait même voir à travers le larynx jusqu'à l'endroit de la canule, cependant on ne la voyait pas libre, mais couverte d'une masse granulée d'un gris sale, laquelle masse, comme je l'ai reconnu plus tard, se déplaçait en haut et en bas comme une soupape dans les fortes respirations.

Quant à la nature et à la valeur de cette masse grise, fallait-il la considérer comme des granulations ordinaires un peu trop développées provenant de la partie supérieure de la plaie trachéale ou bien comme une excroissance papillomateuse de la partie inférieure de la cavité du larynx, c'est ce que j'ai ignoré complétement pendant longtemps, ce qui n'est pas étonnant quand on considère la profondeur à laquelle elle se trouvait et qu'on ne pouvait la voir qu'à travers la petite ouverture de la glotte et par conséquent toujours dans la même direction, j'ai donc essayé de la regarder directement à travers l'ouverture trachéale d'après le procédé qui a été décrit page 117, mais toutes mes tentatives pour arriver à un résultat définitif par ce moyen ont échoué par les obstacles et les difficultés notamment à cause de la petitesse de la plaie et du calibre de la trachée et aussi à cause de sa sensibilité au moindre attouchement du miroir dont l'introduction déterminait chaque fois et immédiatement une toux violente et persistante.

Dans ces circonstances, il n'y avait qu'un moyen, c'était d'élargir l'ouverture de la trachée; ce que j'ai fait le 24 novembre 1864, au moyen du galvano-caustique. J'ai d'abord incisé avec le galvano-cautère ordinaire, l'angle inférieur de la plaie du cou, à peu près dans l'étendue de deux lignes, mais intéressant seulement la peau et le tissu cellulaire sous-cutané. — L'angle supérieur, au contraire, fut incisé dans toute son épaisseur jusqu'à ce qu'on pût voir dans la plaie le bord inférieur du cartilage cricoïde. Pendant cette opération, les bords de la plaie, ayant été maintenus écartés par deux petits crochets, on pouvait voir que, pendant l'agrandissement de la plaie par en haut, les masses grises, granulées, siégeant à ce niveau furent détruites par le galvano-cautère. Immédiatement après l'agrandissement de la plaie, on a enlevé avec le grattoir deux fragments de cette masse du volume d'une lentille et on a trouvé d'après leur aspect, et à l'examen microscopique, qu'ils étaient complétement identiques avec les masses de la partie supérieure du larynx, de sorte qu'on ne pouvait plus douter malheureusement de l'extension en bas de la production papillomateuse. — Mais en revanche on était heureux de constater, après l'opération, que ni par le miroir trachéal, ni par le miroir laryngé, on ne voyait aucune proéminence de papillomes dans la partie inférieure du larynx, qu'au contraire l'extrémité de la canule située dans la plaie trachéale se voyait d'un aspect brillant clair dans le miroir laryngé. — C'est un aspect qu'on n'avait jamais constaté jusqu'à présent. — Cette opération fut suivie d'une inflammation locale, très-modérée du reste, et d'une réaction fébrile générale, ce qui dura environ quatorze jours, jusqu'à ce que l'enfant se rétablît et redevînt aussi bien portant qu'auparavant.

Dans le courant du mois de décembre, la reproduction du papillome a paru s'arrêter un peu, excepté au niveau de l'angle antérieur des cordes vocales et d'un endroit correspondant de la paroi postérieure du larynx. — Dans ces deux points, il s'éleva rapidement des excroissances qui furent enlevées à plusieurs reprises avec l'anse.

Le calibre du larynx resta d'ailleurs libre au point que l'enfant, à partir du 4 décembre, pouvait supporter la canule bien fermée d'une manière non interrompue le jour et la nuit sans éprouver la moindre difficulté pour respirer. — Ayant ainsi continué pendant quatorze jours consécutifs, j'ai enlevé, le 19 décembre 1864, la canule de la plaie ; c'était précisément le jour anniversaire de celui dans lequel la première canule fut appliquée deux ans auparavant. — Cependant, pour rétablir au besoin la respiration par la plaie, je retardai sa cautérisation pendant un certain temps par l'introduction de corps étrangers. A cet effet, j'ai appliqué un coin d'argent, étroit, ayant la forme et les dimensions de la plaie, de manière à ce que son sommet proéminât librement de quelques millimètres dans le calibre de la trachée sans être en contact avec sa surface interne (pl. V, fig. 6). Plus tard, le coin d'argent fut remplacé par une plaque de plomb, qui fut à son tour remplacée par un morceau de linge que le malade porte encore à présent (au milieu de mars 1865). Cette petite compresse allongée est renouvelée tous les jours, elle est fixée au cou par un fil, de sorte que le malade n'en est nullement incommodé.

Le trajet de la plaie est à présent, en procédant de la peau jusqu'à la trachée, en grande partie revêtu de tissu cicatriciel, seulement tout à fait dans la profondeur, dans la paroi de la trachée même, il y a encore des granulations, et l'ouverture dans celle-ci est encore si considérable que, dans les violentes expirations, pendant la toux, etc., l'air est encore expulsé en abondance avec un bruit particulier qu'on entend à distance. Du reste, cette ouverture ne donne qu'un peu de mucus, et il y a à peine des traces de pus sur la compresse.

La santé générale de l'enfant qui, pendant tout son séjour à Tubingue, était très-bonne, fut troublée vers la fin du mois de décembre, mais heureusement pour très-peu de temps. Dans la nuit du 28 au 29 décembre, il survint subitement, sans cause appréciable, une toux violente, âpre et aboyante, de la sensibilité et des douleurs dans la partie antérieure du cou, et une fièvre intense (température, 39, 4°); ces phénomènes disparurent cependant au bout de trois jours à la suite de l'application de cataplasmes sur le cou et de quelques cuillerées d'huile de ricin.

Pendant que l'enfant était au lit, j'ai pratiqué l'examen laryngoscopique au moyen d'un petit appareil d'éclairage; d'abord je n'ai trouvé aucun changement essentiel dans le larynx, mais ensuite j'ai vu, sur les parois latérales de la cavité du larynx, au-dessus des cordes vocales supérieures, des dépôts membraneux d'un gris sale, après l'enlèvement desquels on voyait à leur place une plaie superficielle qui se cicatrisait rapidement de la périphérie au centre. — Cette maladie aiguë, intercurrente parut d'abord avoir exercé une influence favorable sur la maladie chronique, car, bien que pendant ce temps on n'eût rien fait contre la maladie du larynx, on n'y constatait aucune reproduction, et les cordes vocales semblaient se rapprocher davantage de l'état normal. — Cet état constaté vers le milieu du mois de janvier 1865, est représenté dans la figure 7, planche V.

On ne voit nulle part dans la cavité du larynx de proéminences. — Les cordes vocales sont même par leur coloration et par l'état lisse de leur surface presque comme à l'état normal, — seulement sur l'extrémité antérieure de la corde vocale droite, on voit une petite proéminence rougeâtre. — Une proéminence analogue arrondie et tout à fait lisse d'un millimètre de diamètre, se trouve à la paroi postérieure du larynx, immédiatement en avant du cartilage arytenoïde gauche, elle est si petite qu'il faut une attention particulière pour l'apercevoir. La surface des cordes vocales supérieures paraît peu inégale, cependant leur bord libre est si boursouflé qu'il touche la face supérieure des cordes vocales, de sorte que l'orifice du ventricule correspondant paraît comme une ligne sombre et étroite. — La face postérieure de l'épiglotte est libre de d'excroissance à l'exception d'un petit endroit, voisin des cordes vocales, qui est occupé par une excroissance granulée, laquelle excroissance s'étend jusqu'à celle de la corde vocale droite. — A travers la glotte on peut voir la partie inférieure de la cavité du larynx et le commencement de la trachée jusqu'à la plaie dans laquelle on peut même reconnaître l'extrémité de la compresse sous forme d'une petite éminence blanche, triangulaire.

La respiration est complétement libre, bien que l'enfant ne fasse ordinairement que chuchoter sans produire de son (*klanglos*), il peut cependant quand on l'y engage, ou quand il est excité pendant le jeu, non-seulement prononcer à haute voix quelques mots, mais aussi faire des phrases entières qu'on entend très-bien au loin. — Il est vrai que sa voix n'est pas encore pure, mais âpre et profonde, cependant elle est videmment plus haute que celle du mois de septembre de l'année passée.

J'espérais que la maladie du larynx, survenue vers la fin de décembre, emmènerait dans sa nutrition une perturbation telle que l'excroissance diminuerait ou disparaîtrait tout à fait, — malheureusement, cet espoir ne s'est pas réalisé, car, quelques jours après que j'eus fait le dessin susmentionné du larynx, les cordes vocales me paraissaient moins distinctes et un peu plus étroites, la petite excroissance du cartilage aryténoïde gauche paraissait un peu plus grande et, après avoir continué mes observations encore pendant quelques jours, je n'avais plus de doutes que la reproduction faisait des progrès en plusieurs endroits.

La reproduction des papillomes est maintenant plus facile à examiner qu'auparavant, parce que le larynx est plus spacieux et l'enfant plus docile et plus habile; cette reproduction se faisait de la manière suivante : d'abord on pouvait suivre le plus distinctement l'accroissement de la petite excroissance de la paroi postérieure du larynx, laquelle excroissance, en 10 à 12 jours, est devenue une tumeur hémisphérique d'au moins 3 millim. de diamètre (dans la largeur de la base et dans la hauteur). Cette excroissance a une surface finement granulée, elle est analogue à une fraise; arrivée à ce développement, elle est restée stationnaire. Avec la même rapidité, s'accrut la petite excroissance granulée qui occupait l'extrémité antérieure de la corde vocale droite et l'angle de réunion avec la corde vocale gauche, en s'étendant d'une manière marquée en haut jusqu'au boursouflement de l'épiglotte (*Kehldeckelwulst*), et en même temps en bas, au-dessous de l'angle de réunion des cordes vocales, mais cette excroissance ne s'est pas arrêtée dans son accroissement comme la précédente, elle a continué, au contraire, à augmenter de largeur et de hauteur jusqu'au moment où je l'enlevai par une opération.

Mais ce qui était le plus difficile, c'était de suivre l'accroissement des papillomes situés sur les parois latérales (notamment ceux de la paroi latérale gauche) dans toute leur étendue depuis le bord libre des replis aryténo-épiglottiques jusqu'en bas. Je ne savais pas d'abord si l'étroitesse susmentionnée des cordes vocales était due à une excroissance granulée de leur muqueuse s'étendant du ventricule vers le bord libre ou bien à un boursouflement des cordes vocales supérieures, ou bien encore à une tuméfaction papillaire provenant des ventricules (comme chez le garçon de l'observation XXXII).

En continuant mes observations, j'ai trouvé que toutes ces causes y contribuaient, j'ai pu surtout bien le constater quand je faisais prononcer à l'enfant un mot quelconque à haute voix pendant l'inspiration, alors je pouvais voir distinctement que les deux tuméfactions granulées qui étaient surtout développées au-dessus de la corde vocale gauche, et dont la séparation était indiquée seulement par une ligne étroite et foncée, étaient déviées, pour ainsi dire, en dehors; j'ai reconnu aussi que la ligne foncée représentait la limite qui séparait le bout libre de la corde vocale supérieure de la tuméfaction papillaire provenant du ventricule (voyez fig. 6).

Avec cet examen laryngoscopique s'accordait parfaitement l'observation des phénomènes, puisque le garçon, dans les premiers temps du développement de ces excroissances pouvait, pendant l'inspiration, prononcer des mots monosyllabiques même multisyllabiques à voix très-haute, tandis que dans l'expiration il ne pouvait produire aucune syllabe à voix haute. Ces faits s'expliquent par la déviation des tuméfactions susmentionnées qui, dans le milieu, laissaient les cordes vocales vibrer librement, tandis que, lorsque le malade voulait parler pendant l'expiration, ces tumeurs se remuaient vers la ligne médiane simultanément avec les cordes vocales, et mettaient ainsi obstacle à leur vibration.

Pour comble de malheur, dans la première semaine de février 1865, de nouvelles excroissances apparurent dans la partie la plus inférieure du larynx, notamment à sa paroi postérieure; elles se sont développées si rapidement que dans peu de temps elles présentaient une surface transversale d'une coloration gris sale, et qu'elles rétrécissaient considérablement le calibre du larynx. A la partie correspondante de la paroi antérieure du larynx on voyait aussi des excroissances qui apparaissaient ici comme une masse arrondie hémisphérique, siégeant au-dessus de l'extrémité supérieure de la plaie trachéale; une partie de ces excroissances pouvait même être vue, le 20 février, à travers la plaie, sous forme de petites nodosités du volume d'un grain de riz, de couleur gris rougeâtre; on a pu l'enlever.

Il va sans dire que, par suite de ces reproductions multiples, la voix s'altérait, et, au commencement de février, elle était tout à fait éteinte, soit pendant l'expiration, soit pendant l'inspiration. En revanche, il n'y avait pas encore de difficulté de la respiration ni le jour ni la nuit. La toux était aussi très-rare. Quant au traitement, après que la reproduction a été bien constatée, on a eu recours d'abord aux solutions concentrées de sulfate de zinc,

(Sulfate de zinc, eau distillée $\overline{\overline{aa}}$ 3*j*, glycerine 3*jj*),

qu'on continua tous les jours depuis le milieu du mois de janvier jusqu'au commencement du mois de février, une fois par jour. Ce moyen est resté inefficace. J'ai donc recouru au chlorate de potasse, ayant vu dans les Iahrbücher de Schmidt (févr. 1865, p. 170) des observations où Bergeron Leblanc, Milon, Blondot, Charcot, M. W. Cooke disent en avoir obtenu de bons effets locaux et généraux dans l'épithéliôme et le cancroïde. Je l'ai donc appliqué deux fois par jour depuis le 7 jusqu'au 28 février, d'abord en solution concentrée, ensuite j'en ai fait une bouillie épaisse dont j'ai recouvert une éponge pour l'introduire dans le larynx et la trachée où elle fut laissée chaque fois en contact avec la muqueuse pendant quelques secondes.

Je combinai cette application locale avec l'administration du même remède à l'intérieur, mais, jusqu'à la fin du mois de mars, je n'ai pas obtenu d'amélioration sensible.

Comme le sulfate de zinc, le chlorate de potasse fut aussi employé seul pendant quelque temps pour juger de son efficacité; ce n'est que plus tard, quand la reproduction a rendu indispensable l'ablation mécanique, que j'ai eu recours de nouveau (vers le milieu du mois de février) aux instruments, à l'anse et notamment au grattoir avec lesquels j'ai, presque tous les jours, enlevé des morceaux de papillomes. — Chaque ablation fut suivie de l'application de la bouillie de chlorate de potasse sur la plaie. — Ce remède, quoique appliqué sur des plaies, n'a jamais produit de douleur notable. La continuation du chlorate de potasse jusqu'au commencement du mois de mars 1865 m'a suffisamment convaincu de son inefficacité; j'ai donc recouru de nouveau à l'acide chromique cristallisé dont l'application est devenue à présent plus facile et plus sûre parce que, d'une part, le calibre du larynx est devenu plus grand, et que, d'autre part, le petit malade, sans être fixé par un aide, se tenait tranquille, de sorte que je pouvais, avec l'aide du miroir, suivre de l'œil la pénétration du porte-caustique dans la partie supérieure du larynx.

En appliquant ainsi tous les deux ou trois jours l'acide chromique et en continuant le grattage du larynx, on a réussi, à la fin du mois de mars, à débarrasser le larynx tellement de ses papillomes, que les deux cordes vocales sont devenues libres, et que l'enfant pouvait appeler quelqu'un avec une voix plus haute et moins âpre qu'il n'a jamais pu faire depuis l'été de 1862.

OBSERVATION XIV.

Trois polypes du larynx sous forme de végétations verruqueuses chez un enfant âgé de deux ans. — Mort dans un accès de suffocation; par le docteur Parker. (Cette observation du docteur Parker a été rapportée par le docteur S. Smith, dans le *Journal de Médecine de New-York;* elle est reproduite dans l'ouvrage de Green où elle a été traduite par M. Colas, interne des hôpitaux.

Un enfant, âgé de deux ans, d'une bonne constitution, et qui jusque-là s'était bien porté, fut amené à la clinique par sa mère, qui raconta que, huit mois auparavant, il avait eu une attaque de croup *dont il ne s'était amais bien remis*. Sa voix était devenue enrouée, sa respiration toujours embarrassée devenait parfois très-difficile comme celle d'une personne qui va suffoquer, et s'accompagnait d'une toux croupale. On confia le malade à M. Osborn, maintenant médecin en cette ville, qui administra des médicaments appropriés à son état. Les accidents augmentèrent, surtout la dyspnée, et enfin l'on jugea la trachéotomie indiquée. Toutefois elle ne fut pas faite, et l'enfant succomba dans un accès, neuf mois après sa première attaque.

L'autopsie fut faite douze heures après la mort. L'examen fut limité au larynx. Cet organe ayant été préalablement enlevé et ouvert, trois productions verruqueuses furent constatées autour de la glotte et dans le larynx ; l'une d'elles, par sa position, en fermait presque complétement l'orifice. La trachée contenait un mucus abondant, visqueux, qui, en demeurant dans la glotte, avait pour beaucoup contribué à gêner la respiration.

OBSERVATION XV.

Végétations epithéliales très-nombreuses développées entre les cordes vocales supérieures et inférieures du larynx. (Observation extraite des *Bulletins de la Société anatomique*, année 1851, vol. XXVI, p. 341. — Présentation de M. le docteur Ch. Dufour.)

Une fille de deux ans et demi fut apportée à l'hôpital des enfants, atteinte depuis trois semaines de dyspnée avec toux rauque ; la voix était croupale, l'auscultation du larynx ne faisait pas entendre le bruit de drapeau caractéristique, aucune pseudo-membrane ne fut rejetée. A la suite de revaccination, l'enfant fut atteinte d'une variole qui détermina la mort.

A l'*autopsie*, on trouva la cavité formée, à l'état normal, par les ventricules du larynx, comblée par un développement considérable de *végétations* d'un blanc rosé, fermes, comparables aux végétations qui surviennent si fréquemment à la surface du gland; l'une d'elles, beaucoup plus volumineuse, acuminée, sort du ventricule gauche; les autres, confluentes, forment comme un gazon serré. On n'a pas trouvé de vaisseaux dans leur intérieur. Leur structure paraissait être *uniquement épithéliale*. — D'autres végétations rudimentaires, à peine saillantes, existent en petit nombre à la base de la face inférieure de l'épiglotte.

OBSERVATION XVI.

Enfant de trois ans et demi. — Dyspnée. — Respiration striduleuse, toux croupale et accès de suffocation depuis dix mois. — L'examen laryngoscopique montre des excroissances nombreuses sur la paroi postérieure du larynx. — Cautérisations avec succès complet. (Observation tirée de la *Clinique allemande* de M. Lewin, 1862, et traduite par M. le docteur Krishaber.

Anna Lehn, enfant de trois ans et demi, m'est adressée par M. le professeur Henoch. Elle est atteinte de laryngosténosie, et respire avec une très-grande difficulté. On entend à distance le sifflement laryngo-trachéal qui augmente surtout dans les inspirations. De temps en temps, il survient de petits accès d'une toux ressemblant à l'aboiement croupal; cette toux quinteuse augmente en raison directe de l'anxiété et des pleurs de l'enfant. De même la respiration devient irrégulière et accélérée. A l'état de repos, elle a lieu 23 à 28 fois à la minute. La voix de l'enfant est rauque. On voit l'épigastre s'affaisser profondément dans les efforts d'inspiration, les muscles du cou se contracter violemment, en même temps que les élévateurs de l'aile du nez.

La mère de l'enfant déclare que l'état actuel de l'enfant dure depuis dix semaines et que, malgré les soins médicaux, il s'est beaucoup empiré dans les derniers temps. Les vomitifs et autres médicaments du même genre sont restés sans effet.

Dans les derniers jours surtout, les accès de suffocation et d'anxiété étaient tels qu'on devait nécessairement s'attendre à une mort prochaine. En prenant des renseignements plus précis, on apprend que la maladie actuelle est *en relation avec certains accès de croup dont le dernier a eu lieu il y a neuf mois, et le premier il y a deux ans. Depuis cette époque déjà, les parents ont remarqué que l'enfant respirait bruyamment, et que cela avait lieu surtout vers le soir où la respiration devenait râpeuse.* En même temps la toux augmentait de fréquence, et la température s'élevait beaucoup. — La petite malade n'a pas encore subi les maladies ordinaires de l'enfance.

L'examen laryngoscopique n'est pas toujours difficile chez des enfants, même de cet âge. Ordinairement, dans ces cas, je fais un simulacre d'examen sur la mère, pour encourager l'enfant. Du reste, plus les enfants respirent avec difficulté, mieux ils se prêtent à l'examen laryngoscopique, espérant instinctivement qu'on leur portera soulagement s'ils ouvrent bien la bouche. Dans ces cas, j'introduis l'index de la main gauche et, en abaissant la langue, je ramène un peu l'épiglotte avec le bout de mon doigt, en même temps que j'applique le miroir. Dans la plupart des cas, je réussis de cette façon à avoir une image exacte du larynx. Il va sans dire cependant qu'il faut savoir, dans ces cas, inspecter très-rapidement le champ d'observation. Mais l'inspiration, lorsqu'elle est gênée, étant plus longue que lorsqu'elle est normale, on a plus de temps pour l'inspection. J'ai même réussi quelquefois, dans ces cas, à montrer à des confrères l'image laryngoscopique. Voilà comment je procède : la mère appuie la tête de l'enfant contre sa poitrine, la figure tournée vers la lumière que je lui projette dans l'arrière-gorge. La mère fixe en même temps les mains de l'enfant, pour l'empêcher de s'opposer à l'introduction du miroir dans la bouche. Il est nécessaire, dans ces cas, que la mère soit solidement assise sur sa chaise. — Quant aux enfants au-dessus de six ans, je les examine dans la même position que les adultes. J'ai toujours facilement réussi à examiner des enfants, surtout les enfants atteints de croup. Je ferai connaître dans un travail ultérieur les avantages, dans ces cas, du diagnostic exact.

L'examen laryngoscopique de l'enfant dont je donne l'observation, fit voir une quantité assez considérable d'excroissances sur la paroi postérieure du larynx, depuis la grosseur d'une tête d'épingle jusqu'à celle d'une grosse lentille. Elles étaient sessiles, les unes à côté des autres et leur ensemble présentait l'image de petites proliférations telles qu'on les observe à la limite des tumeurs tuberculeuses. Mais, dans notre cas, on n'observait derrière les excroissances molles que nous venons de décrire que la muqueuse ramollie de la paroi postérieure du larynx.

Le dessin que reproduit Lewin dans sa clinique ne rend pas complétement, suivant lui, l'aspect de l'organe malade : l'épiglotte est trop large, les cordes vocales sont trop longues, les végétations par rapport aux dimensions de la glotte beaucoup trop petites.

Après l'examen, je décidai de faire des cautérisations très-actives. Mais, ne pouvant espérer de toucher facilement l'endroit malade, j'ai essayé, pour la première fois, de narcotiser l'enfant pour faire l'opération. L'enfant à peine endormi, je badigeonnai les petites excroissances au moyen d'un pinceau, avec partie égale d'eau et de nitrate d'argent, en abaissant au préalable, avec l'index de la main gauche, la langue et le bord supérieur de l'épiglotte. Quelques violents efforts de toux ramenèrent des crachats sanglants.

Quelques jours après ce traitement, j'appris par M. le professeur Henoch, à ma grande satisfaction, que la mère lui a présenté l'enfant parfaitement bien portante. Bientôt je pus me convaincre moi-même du bon résultat de l'opération. La mère m'amena son enfant, et me raconta qu'elle avait expectoré encore plusieurs fois des mucosités sanguinolentes. La respiration devint alors calme et la voix claire.

D'après les dernières nouvelles, plusieurs mois après la cautérisation, l'enfant était toujours parfaitement bien portante.

OBSERVATION XVII.

Excroissances épithéliales de la surface interne du larynx chez un garçon de quatre ans. (Observation publiée par M. le docteur J. Ogle dans les *Transactions de la Société pathologique de Londres*, t. IV, p. 33, et traduite par M. le docteur Auguste Ollivier, médecin des hôpitaux et sous-bibliothécaire de la Faculté de médecine de Paris.)

Ces excroissances étaient en rapport surtout avec la corde vocale inférieure de chaque côté ; elles correspondaient dans une petite étendue avec la corde vocale supérieure du côté droit. La fente glottique était presque entièrement fermée par ces excroissances qui se rejoignaient l'une l'autre ; il était néanmoins facile de les séparer.

Examen microscopique. — Après immersion dans l'alcool pendant plusieurs années, ces tumeurs ne présentèrent que des cellules épithéliales, toutes aplaties, mais de formes variées; bon nombre étaient pavimenteuses tandis que d'autres étaient plus ou moins allongées.

La muqueuse de l'épiglotte et des parties voisines était le siége d'un œdème considérable, celle des bronches était très-congestionnée et recouverte d'une couche de mucopus liquide; il existait un emphysème prononcé des poumons, qui de plus étaient hépatisés en certains points.

Le sujet de cette observation était un garçon de 4 ans qui, dans les deux dernières années de sa vie, avait présenté de la dyspnée avec respiration croupale surtout pendant le sommeil. Nonobstant, sa santé générale paraissait bonne. Il avait eu aussi un engorgement des amygdales.

Au moment de son admission à l'hôpital, le 6 octobre 1847, sa respiration était toujours bruyante et pénible, et, de temps à autre, *surtout pendant le sommeil*, elle devenait fortement striduleuse.

Il ne survint jamais d'accès de dyspnée, mais, deux ou trois fois, les lèvres prirent une coloration violacée.

Le malade s'éteignit en perdant graduellement ses forces, le 8 novembre, sans présenter aucun phénomène de suffocation.

Le docteur Ogle insiste sur le jeune âge de ce malade, sur la nature épithéliale de la tumeur, sur l'absence d'accès de suffocation et sur l'inspiration bruyante qui était remarquable en ce qu'elle survenait principalement pendant le sommeil.

OBSERVATION XVIII.

Végétations papillaires du larynx chez un enfant de quatre ans. (Observation extraite de l'ouvrage de M. Duman-Gibb : *On the discares of the throat and windpipe*. London, 1864, p. 133, et traduite par M. Folet, interne des hôpitaux de Paris.)

Pendant deux ans, un enfant souffrit de *dyspnée* et présenta de la *respiration croupale* pendant son sommeil.

A l'autopsie on trouve des végétations papillaires recouvrant toute la surface des deux cordes vocales; quelques-unes font saillie hors des ventricules de Morgagni.

L'enfant était un garçon de quatre ans. La pièce pathologique qui représente les végétations de son larynx est déposée au musée de Saint-George's hospital, sous le numéro 6, série 110.

OBSERVATION XIX.

Tumeur fixée sur la corde vocale droite d'une enfant, âgée de quatre ans (cause d'aphonie et de dyspnée) enlevée avec le tube-forceps. (Observation extraite du *Traité sur le laryngoscope* de M. le docteur Morell-Mackenzie, traduction Nicolas. Paris, 1867, p. 125.)

Caroline M..., âgée de quatre ans, me fut amenée le 7 novembre 1864. Elle était atteinte d'aphonie, de dyspnée, de toux accompagnée d'expectoration. Ces symptômes dataient de deux ans, mais depuis quelque temps ils s'étaient considérablement aggravés. — Cette malade n'avait jamais eu le croup. On attribuait sa maladie à un refroidissement. L'examen laryngoscopique montra dans le larynx une tumeur de la grosseur environ d'une cerise, manifestement fixée sur la corde vocale droite, mais occupant les trois quarts antérieurs de la glotte. La tumeur était blanchâtre et recouverte de saillies papillaires. Après plusieurs opérations, je parvins à enlever, fragments par fragments, la totalité de la tumeur. La petite malade recouvra entièrement la voix. M. Mason eut la bonté de faire une exploration laryngoscopique avant et après l'extirpation de la tumeur. La malade et la pièce pathologique ont été présentées à la société pathologique en décembre 1864 (1). Ce ne fut que quelques mois après l'extirpation de la tumeur que la voix revint complétement.

OBSERVATION XX.

Végétations verruqueuses du larynx chez un enfant de quatre ans; par le docteur J. C. Chesmann. (Observation extraite des *Transactions de la société physico-médicale de New-York*, et reproduite dans l'ouvrage de M. Green où elle a été traduite par M. Colas, interne des hôpitaux de Paris.)

En avril 1817, un enfant de quatre ans éprouva des symptômes analogues à ceux de l'asthme. Le pouls était plein, la respiration difficile s'accompagnait de toux. L'enfant se plaignait également d'une grande douleur à la partie supérieure de la gorge. Ces accidents, au dire de la mère, remontaient à six ou huit semaines. Le malade n'avait été vu que trois fois par le médecin qui lui donnait ses soins; son état devenait très-inquiétant, la respiration était extrêmement pénible, le pouls faible. La stupeur arriva et l'enfant mourut peu après la dernière visite que lui avait faite son médecin.

En examinant la gorge après la mort, on trouva que la cause siégeait à l'orifice de la glotte. Des végétations comme verruqueuses, charnues,

(1) Voir *Trans. of the pathol. society of London*, t. XVI, p. 38.

se trouvaient, au niveau de la face inférieure de l'épiglotte, fixées aux cartilages aryténoïdes en si grand nombre et de telle façon qu'elles obstruaient presque complétement l'ouverture du larynx.

OBSERVATION XXI.

Végétations dans l'intérieur du larynx d'une enfant âgée de quatre ans. — Mor par asphyxie. — Autopsie; par le docteur Ruef (extrait de l'ouvrage de M. Ehrmann, observation XXX, p. 26).

C. Q., âgée de quatre ans et deux mois, m'a été présentée pour la première fois au commencement de l'été 1845. Sauf un léger enrouement, cette petite fille, bien constituée, très-intelligente, paraissait jouir d'une bonne santé. On prescrivit quelques remèdes à la suite desquels l'enfant se sentit soulagée; quelques mois plus tard, l'enrouement dont elle était atteinte augmenta d'une manière sensible, et la respiration, qui é ait libre dans les premiers temps, devint sifflante, pénible, surtout la nuit; la toux était rare, et il n'y eut jamais de fièvre; le bruit respiratoire, perçu d'abord dans toute la poitrine, diminua peu à peu; il était à peine entendu dans les derniers jours de sa vie. L'enfant mourut d'asphyxie lente; sa fin fut précédée d'un état comateux qui dura trois jours.

A l'autopsie, faite le 12 mars 1846, on trouva par-ci par-là les poumons d'une couleur foncée et laissant suinter, quand on les incisa, un liquide rouge, non écumeux; dans d'autres régions, ils étaient emphysémateux. Le cœur était à l'état naturel. Le larynx parfaitement proportionné extérieurement ne présenta rien d'anormal ni dans l'appareil cartilagineux ct musculeux ni dans la trame du tissu cellulaire, mais sa face interne était recouverte de végétations verruqueuses qui s'étendaient depuis le tiers supérieur de l'épiglotte jusqu'au-dessous des cordes vocales inférieures. Les ventricules étaient libres, mais toute l'ouverture supérieure du larynx était envahie par ces excroissances, qui, au niveau du cartilage cricoïde, avaient une longueur de 10 millimètres; elles s'étendaient à toute la surface de la muqueuse tapissant les ligaments glottiques, et remplissaient tellement la cavité laryngienne, qu'il n'y existait presque plus d'espace pour le passage de l'air. Au-dessus de la glotte, le groupe de ces verrues se propageait plus loin, en suivant à droite et à gauche l'étendue des bords de l'épiglotte; ces végétations se composaient d'un côté de cinq, et de l'autre côté de quatre petits choux-fleurs isolés, arrondis, chacun du volume d'un pois, et en tout parfaitement semblables à ceux qu'on observe fréquemment à la base du gland, et à la surface des petites lèvres de sujets syphilitiques.

L'examen microscopique de ces végétations n'a fourni aucun élément spécifique; on y a reconnu tous ceux des membranes muqueuses en général; c'étaient : 1° de grandes cellules épithéliales pavimenteuses;

2° d'autres cellules de la même espèce, mais beaucoup plus petites et réunies à un plus grand nombre encore de cellules coniques; 3° un amas considérable d'éléments fibro-plastiques formant presque la totalité de la tumeur et 4° un appareil vasculaire très-développé.

OBSERVATION XXII.

Cancer épithélial du larynx chez un enfant de quatre ans; Rokisansky, p. 173.

Des végétations nombreuses, finement granulées, sessiles et pédiculées s'observent à la face interne du larynx d'un enfant âgé d'environ 4 ans et deux mois. — Ces végétations recouvrent toute la muqueuse et remplissent les ventricules. — Sur l'épiglotte, il existe de petites végétations molles sous forme de réseau. Vers son sommet et à gauche il y a une excroissance du volume d'une graine de lin. En rapprochant les deux moitiés du larynx on voit que toute sa cavité est remplie de ces végétations.

Le microscope démontre l'existence de cellules pavimenteuses.

OBSERVATION XXIII.

Extraction d'un polype du larynx fixé au ventricule gauche ou à la corde vocale gauche. (Observation extraite de l'ouvrage de Green et traduite par M. Colas, interne des hôpitaux. Pl. III, fig. 3 et 4.)

En janvier 1839, je fus appelé près de la petite fille de M. K... de cette ville. Cette enfant, qui avait alors 3 ou 4 ans, avait toujours joui d'une excellente santé jusqu'à peu de temps avant l'époque de ma première visite. Il y avait déjà deux ou trois mois que ses parents, d'après ce qu'ils me racontèrent eux-mêmes, avaient remarqué un changement dans la voix de l'enfant et un peu de gêne dans sa respiration. Ce dernier symptôme allant en s'aggravant et devenant d'ailleurs beaucoup plus marqué la nuit que le jour, la famille soupçonna la présence d'amygdales hypertrophiées et, sous cette impression de leur part, je fus mandé pour examiner le cas.

Je trouvai chez cette enfant, en l'examinant, toute l'apparence extérieure d'une robuste constitution. Les seuls signes anormaux que l'on put constater étaient un léger enrouement de la voix, une respiration un peu embarrassée et une saillie peu marquée des yeux, ce que l'on rencontre souvent chez les malades dont la respiration est gênée par la présence d'amygdales fortement hypertrophiées; à tout cela se joignait une toux rare, sèche et qui, de même que la difficulté de la respiration, se répétait beaucoup plus, au dire des parents, la nuit que le jour. —

En présence de ces symptômes et du moment qu'il n'y avait aucun signe d'affection thoracique, je fus conduit à conclure que la cause de tous ces accidents était, comme on l'avait supposé, l'hypertrophie des amygdales. Mais en regardant la gorge de la petite malade, je fus étonné de ne trouver qu'une augmentation de volume partielle et limitée à l'une de ces glandes. De fait cet obstacle ne suffisait pas à lui seul à rendre compte des symptômes observés.

Comme une autre cause ne pouvait en donner l'explication, je résolus de remettre l'opération à un autre moment et, dans le cas où les symptômes persisteraient, de me rendre aux désirs des parents en enlevant les amygdales.

Le 4 février 1837, je revis la malade et retrouvai les mêmes signes que j'avais constatés à mon premier examen. En conséquence, avec l'aide d'un médecin, mon ami, qui, à ma demande, m'avait accompagné dans ma visite et qui, en observant le cas, était tombé d'accord avec moi sur l'indication d'une opération, j'enlevai la portion hypertrophiée de l'amygdale droite. A cette même visite, nous constatâmes également une légère hypertrophie de la gauche, mais elle n'était pas d'un volume à nécessiter l'excision.

Pendant les quelques mois qui suivirent l'ablation de la glande, les accidents, qui avaient semblé réclamer une opération, s'amendèrent, mais nous fûmes tous désappointés en voyant que le retour d'une température meilleure ne les faisait point complétement cesser ainsi que l'on s'y attendait. L'enrouement de la voix subsistait, il en était de même de la gêne de la respiration et de la toux laryngée en dépit de l'opération. Toutefois, comme la santé générale de l'enfant ne s'altérait point, on ne prit pas de nouvelles mesures et l'on se contenta de lui administrer quelque expectorant toutes les fois que la toux devenait plus importune.

La malade demeura dans ces conditions et dans un état à peu près stationnaire pendant les deux ou trois années qui suivirent. Au commencement de 1844, miss. K. avait à peu près dix ans, elle avait alors la taille propre aux jeunes filles de son âge, et sa santé générale était encore bonne. Mais pendant l'hiver et le printemps de 1844, les symptômes que j'ai énumérés plus haut, peu à peu augmentèrent considérablement. La voix était profondément modifiée, la respiration plus embarrassée, et la nuit, elle était sujette à des attaques qui contribuaient pour beaucoup à alarmer ses parents. Pendant le sommeil, sa respiration qui, la nuit, était toujours très-pénible, paraissait quelquefois se suspendre tout à coup; la malade, dans son agitation, voulait sauter hors de son lit, et elle se débattait comme une personne en proie à un accès de suffocation. Cet état effrayant se répéta jusqu'à plusieurs fois durant la même nuit, sans que le moindre trouble survînt jamais dans les organes digestifs ni dans la santé générale.

Pendant ce temps-là, l'amygdale gauche qui, en 1837, n'était que légèrement augmentée de volume, s'était considérablement hypertrophiée, et on pensa que ce phénomène n'était pas sans rapport avec l'aggravation des symptômes ; l'on songea dès lors à l'enlever.

Comme l'été de 1844 approchait, on espérait que la belle saison et l'air de la campagne auraient une heureuse influence sur la santé de la malade, et l'on se décida à différer pour quelque temps l'extraction de l'amygdale. Mais ni le retour de l'été ni l'air de la campagne n'eurent d'effet favorable et, lors du retour de la petite fille à la ville, la famille me pressa d'en venir à l'opération. Elle fut faite le 20 août 1844, et toute la portion hypertrophiée de la glande fut enlevée.

L'hémorrhagie qui accompagna l'ablation de cette glande, bien que considérable, ne fut pas plus abondante qu'elle ne l'est de coutume ; et c'est à cette circonstance qu'il faut attribuer, je crois, le soulagement momentané qui suivit la diminution apportée dans la vascularisation de ce tissu. Il est certain que pendant quelque temps, à la suite de cette opération, les symptômes s'amendèrent jusqu'à un certain point, bien que, comme on le sut plus tard, la vraie cause continuât de subsister.

Toutefois l'amélioration ne fut pas de longue durée. Les grands parents de miss. K. habitaient un village sain et salubre de la Nouvelle Angleterre (New England), ils l'y emmenèrent quelque temps après que l'opération eut été faite, et je n'eus pas occasion de la revoir jusqu'en septembre 1845.

Quant à ce que devint son état durant son séjour a la campagne, je le sus par la famille de miss. K., après son retour à la ville. Pendant les quelques mois qui suivirent son départ, sa santé générale semblait meilleure que lorsqu'elle vivait à la ville, mais les symptômes tout particuliers qu'elle avait présentés, entre autres la respiration embarrassée, l'enrouement de la voix, les accès de suffocation, rien de tout cela ne s'était amendé.

A la campagne, elle fut examinée par plusieurs médecins; une fois même, alors que les accidents étaient plus sérieux que de coutume, un chirurgien de grand mérite qui se trouvait dans le voisinage fut mandé pour la voir et étudier le cas, mais il n'éclaira point la question et on n'obtint aucune amélioration du plan de conduite qu'il proposa. Bien au contraire, vers la fin de l'été de 1845, ces symptômes effrayants dont elle avait si longtemps souffert, s'aggravèrent singulièrement ; sa santé générale commença à être plus sérieusement atteinte, et la famille, justement alarmée de cette rechute, la ramena à la ville dans un état presque désespéré, et la confia de nouveau à mes soins.

Le 16 septembre 1845, je vis donc miss K.... pour la première fois depuis son retour. Un grand changement, tout à fait à son désavantage, s'était opéré dans son extérieur, en son absence. Son attitude indiquait l'anxiété; sa voix était enrouée et inégale, de temps en temps c'était presque de l'aphonie; la respiration était difficile, les yeux proéminents, le menton était porté en avant, la tête rejetée en arrière, comme si cette position facilitait les mouvements de la respiration. Les accès de suffocation se répétaient plus souvent, devenaient parfois très-graves, et la malade paraissait en proie à une grande excitation nerveuse et comme sous l'appréhension nouvelle d'un danger.

Elle fut le sujet d'un examen très-sérieux, il s'agissait de s'assurer s'il n'existait point d'affection organique de quelque organe. — Ni affection thoracique, ni affection cardiaque, il n'y avait rien. L'inspection de la gorge montra des amygdales en aussi bon état que la membrane muqueuse du pharynx.

Me rappelant les cas que j'avais observés par moi-même et dans lesquels un épaississement de l'épiglotte s'était accompagné de symptômes qui ressemblaient assez bien à ceux que j'avais alors sous les yeux, je procédai à l'examen de cet organe à l'aide d'une spatule recourbée. J'attirai la langue en avant et la déprimai de manière à me permettre de juger de l'état de l'épiglotte. Par ce moyen, la presque totalité du cartilage devint visible pour moi, mais je ne constatai pas la moindre altération. Pendant cet examen, au moment où la langue déprimée me laissait voir l'épiglotte, la malade fut prise d'une toux subite et violente et alors un polype rond, blanc, d'apparence fibreuse, parut un moment à l'ouverture de la glotte et disparut promptement, comme emporté dans le larynx.

Plusieurs fois, l'expérience fut répétée; à chaque effort de toux, au moment où la langue était abaissée, on pouvait voir une portion de polype, non pas du côté du sommet de l'épiglotte, mais sur le bord gauche de ce fibro-cartilage. La mobilité de la tumeur était manifeste. Elle paraissait fixée par un pédicule au ventricule gauche ou à la corde vocale correspondante; pendant la toux, le courant d'air chassait cette production en dehors de la glotte assez pour laisser voir une partie de la tumeur, sur le côté de l'orifice, au niveau de la pointe du cartilage aryténoïde gauche.

La cause des accidents terribles qu'avait éprouvés si longtemps ma malade, était dorénavant bien claire; il restait à savoir, et la question était importante, comment on remédierait à cette cause. La vraie nature du mal, ses inconvénients, son danger, tout fut précisé à la famille. Il fallait enlever la tumeur, ou le résultat serait tôt ou tard fatal.

J'avais alors en ma possession l'ouvrage de Ryland sur les maladies et altérations du larynx (Diseases and injuries of the larynx), ainsi que le Traité de Belloc et Trousseau.

Ces deux ouvrages renferment des cas de polypes du larynx auxquels j'ai déjà fait allusion et dans lesquels les signes constatés avaient a plus grande analogie avec quelques-uns des plus importants observés chez ma malade, et cependant je n'avais pas même soupçonné la présence d'un polype quand, dans mon examen, je fis cette découverte.

Dans neuf de ces cas, la laryngotomie a été pratiquée dans le but d'extirper le corps étranger; dans le cas de M. Trousseau, l'opération fut faite afin de prévenir une suffocation imminente. La mort s'ensuivit et l'autopsie révéla la présence d'un polype.

Je n'avais donc rien dans des faits précédents qui pût m'autoriser à pratiquer la laryngotomie pour exciser cette tumeur; et, avant de proposer l'opération, je me décidai à tenter l'ablation du polype par l'orifice de la glotte. Immédiatement, je me procurai les instruments dont je me servais depuis plusieurs années dans l'incision des amygdales; notamment, un petit crochet double à long manche et un bistouri pointu (a probe pointed knife), muni d'un fort manche et d'une lame délicate et fine.

La nature de l'opération qui allait être pratiquée, la conduite qu'avait à tenir la malade, tout fut expliqué à l'intelligente petite fille. Elle fut placée à la lumière devant une fenêtre ouverte, la tête renversée en arrière et fermement maintenue dans cette position par un aide.

Avec le manche aplati de mon bistouri j'abaissai la langue et quand l'épiglotte fut visible, je glissai le double crochet vers le sommet de ce cartilage et un peu sur sa face laryngée.

Ce premier temps de l'opération causa un peu de toux, la tumeur fut amenée sous mes yeux, je tentai de la saisir avec le crochet, mais elle fut si brusquement reportée dans le larynx que je ne réussis point et, après plusieurs tentatives inutiles répétées dans le même but, je fus obligé (m'arrêter un moment, pour pouvoir garder la malade.

Peu de temps après, nous fûmes à même de renouveler nos efforts et, au second ou troisième essai, je réussis à placer les crochets au sommet de la tumeur et, retournant brusquement la lame du bistouri de haut en bas, je la passai jusque sur le bord gauche de la glotte, et enfonçant la lame d'un pouce environ dans la glotte, je coupai d'avant en arrière et, assez heureux pour sectionner le pédicule près de son insertion, je ramenai la tumeur en totalité.

Un peu de toux succéda à l'opération avec crachement de quelques gouttes de sang mêlées de mucus; mais l'irritation diminua bientôt et, en parlant, l'enfant retrouva sa voix.

Un certain degré d'enrouement persista quelque temps, mais il ne tarda pas à disparaître, la voix devint forte et claire, la gêne de la respiration, la toux, l'attitude anxieuse, en somme tous les accidents cessèrent rapidement et miss. K. jouit depuis plusieurs années d'une excellente santé.

Le polype était à peu près rond, un peu oblong et du volume d'une cerise. Il était uni à sa surface, recouvert par la membrane muqueuse et présentait tous les caractères d'une tumeur fibreuse.

Un dessin de cette tumeur, telle qu'elle se présentait à l'ouverture de la glotte, a été pris quelque temps avant l'opération; un autre dessin de ce polype, tel qu'il était après l'opération, a été également fait.

OBSERVATION XXIV.

Polype du larynx méconnu pendant la vie et trouvé à l'autopsie d'un enfant mort à la suite d'une coqueluche dans le service de M. Sée, hôpital des Enfants malades. (Observation communiquée par M. Th. Anger, interne des hôpitaux. Pl. III, fig. 1 et 2.)

Le 1er juillet 1861 est entré à l'hôpital des Enfants, salle Saint-Jean, nº 39 (service de M. Sée), Avenel Georges, âgé de quatre ans et demi.

Cet enfant a pris la coqueluche il y a trois semaines environ.

2 *juillet.* — Les quintes sont fréquentes et très-caractéristiques ; on entend parfaitement le sifflement laryngo-trachéal au moment de chaque inspiration et, à la fin de chaque quinte, l'enfant expulse un petit crachat muqueux aéré et blanchâtre. En outre, on remarque que l'enfant est pâle, chétif, amaigri. A l'auscultation on entend des deux côtés de la poitrine des râles fins très-distincts, parfaitement perceptibles dans une grande étendue ; le thorax est sonore à la percussion ; il y a un peu d'accélération du pouls ; l'existence d'une bronchite capillaire est évidente ; malgré cette complication, les quintes n'en persistent pas moins quoiqu'on ait signalé leur cessation pendant cette complication.

Prescription : vin de quinquina, ventouses sur la poitrine, julep avec 4 grammes d'acétate d'ammoniaque.

3 *et* 4 *juillet.* — L'oppression, la dyspnée, les quintes persistent ; on entend toujours des râles fins des deux côtés de la poitrine ; la fièvre et la pâleur augmentent ; en un mot, l'état général s'aggrave ; même traitement.

5 *juillet.* — Le petit malade, ne prenant aucune espèce d'aliments, même liquides, à cause des quintes qu'ils provoquent, s'affaiblit rapidement.

Le pouls est très-fréquent, petit, à peine perceptible ; on prescrit seulement et exclusivement du café noir.

Le 6 et le 7 juillet on constate le même état de faiblesse et de prostration ; pouls filiforme.

8 *et* 9 *juillet.* — Le petit malade s'affaiblit de plus en plus ; l'oppression fait des progrès ; la soif devient très-vive ; quintes et vomissements très-fréquents ; les narines et les lèvres se couvrent de fuliginosités sanguinolentes.

On continue les toniques : vin de quinquina et café.

10 *juillet.* — Le petit malade est mort ce matin à quatre heures, après avoir éprouvé quelques convulsions.

Autopsie. — Le cerveau n'a pas été examiné. Les poumons sont volumineux et adhérents dans certains points à la plèvre pariétale ; pas d'épanchement ; les adhérences sont surtout très-intimes au niveau de la face inférieure du lobe inférieur gauche; en ce point l'inflammation a dû se communiquer à la face inférieure du diaphragme qui a contracté des adhérences intimes avec la rate. La lésion la plus caractéristique du poumon est un emphysème vésiculaire très-prononcé; un peu d'emphysème extra-vésiculaire.

La trachée est remplie de mucopus aéré. Le larynx ouvert est tapissé par une couche de mucus jaune grisâtre probablement purulent. En pressant sur les ventricules, on fait facilement refluer le liquide mucoso-purulent. Au-dessous la muqueuse est pâle, peu injectée, un peu ridée et dépolie.

En outre, sur la corde vocale supérieure gauche, le long de son bord libre et à ½ centimètre de son insertion thyroïdienne existe une sorte de végétation frangée, polypiforme, pédiculée, recouverte de mucopus. Cette végétation est assez longue pour venir toucher et titiller la corde vocale inférieure. La rate est criblée de tubercules les uns miliaires et encore transparents, les autres jaunâtres du volume d'une tête d'épingle à celui d'une lentille ; foie, reins et intestins sains.

OBSERVATION XXV.

Tumeurs verruqueuses développées sur les cordes vocales d'une enfant âgée de six ans, enlevées avec le tube-forceps. (Observation extraite du Traité de M. Morell-Mackenzie, traduit de l'anglais par M. le docteur E. Nicolas. Paris, 1867, p. 126.)

Ellen B..., âgée de six ans, fut amenée à l'hôpital pour les maladies de la gorge, le 20 novembre 1864, pour une aphonie datant de deux ans. Le laryngoscope montra des tumeurs verruqueuses sur les deux cordes vocales.

Par une série d'opérations avec le tube-forceps, je parvins à enlever la totalité des tumeurs, mais les cordes vocales conservèrent cependant une apparence rugueuse. Sa voix était forte et distinctement phonétique, quoique légèrement enrouée, lorsque je présentai la malade à la société pathologique (1). Dans ce cas, j'eus encore l'avantage d'être aidé par M. Mason.

OBSERVATION XXVI.

Polype du larynx méconnu sur le vivant, chez un garçon âgé de six ans. (L'observation a été communiquée par M. le docteur Schultz, à M. le professeur Ehrmann, qui l'a résumée dans son ouvrage, observation VII, p. 6.)

Le fils d'un tailleur de pierres nommé Himmel, garçon âgé de six ans, présenta le 24 février 1823 des symptômes de croup. La maladie ne pour-

(1) Voir *Transactions of the pathological society of London*, vol. XVI, p. 5.

suivit point sa marche ordinairement rapide, mais passa lentement à l'état chronique. Néanmoins cet enfant ne fut jamais sans fièvre, et sa voix était toujours voilée. Il se rétablit peu à peu vers le commencement du mois de mai et reprit des forces et de l'embonpoint.

Le 12 juillet (20 semaines à peu près depuis l'invasion de sa première maladie) ce garçon fut pris subitement d'un accès de suffocation dans lequel il succomba.

L'autopsie a démontré une tumeur charnue pédiculée (polype) mobile, située vers la base de l'épiglotte, et engagée dans l'ouverture glottique qu'elle obturait complétement. Cette excroissance avait la forme d'une fève de haricot ; elle offrait un pédicule assez étroit. Le frère de cet enfant âgé de vingt ans ainsi que ses père et mère ont succombé tous les trois à la phthisie tuberculeuse. »

OBSERVATION XXVII.

Due à l'obligeance de M. le docteur Rauchfuss, médecin de la maison des Enfants trouvés à Pétersbourg.

S., garçon âgé de 6 ans, s'est présenté chez moi en novembre 1863. Il était enroué depuis plusieurs mois et la respiration était gênée depuis plus d'un mois. L'examen laryngoscopique est excessivement difficile, il permet de constater l'existence d'une tumeur d'un blanc rosé derrière l'épiglotte. Quelques jours après la première visite, trachéotomie à cause de la laryngosténosie excessive. Depuis ce temps toutes les tentatives d'opérer la tumeur ont été infructueuses.

L'état général est très-satisfaisant.

OBSERVATION XXVIII.

Due à l'obligeance de M. le docteur Rauchfuss, médecin à la maison des Enfants trouvés à Pétersbourg.

Serge Hahn, âgé de 6 ans, souffre depuis le mois de septembre 1866 d'enrouement et d'une toux assez forte. Depuis janvier 1867, la respiration est gênée. Le 5 avril il est amené chez moi.

Tumeurs mamelonnées bouchant l'orifice supérieur du larynx. Tentatives pour enlever la tumeur par morceaux. Plusieurs morceaux extirpés présentent sous le microscope les caractères du *papillome de Virchow*.

Le 19 mai, à cause d'une laryngosténie considérable, trachéotomie.

L'opération des excroissances est remise.

OBSERVATION XXIX.

Garçon de sept ans. — Dyspnée, aphonie, toux et accès de suffocation nocturnes depuis assez longtemps. — L'examen laryngoscopique fait voir une tumeur au niveau des ventricules de Morgagni du côté droit. — Cautérisation, résultat satisfaisant. (Observation tirée de l'ouvrage de M. Lewin, p. 257, traduite par M. le docteur Krishaber.)

Oscar Plutsch, âgé de 7 ans, issu de parents bien portants, m'a été adressé par M. le professeur Henoch. A première vue, on peut reconnaître déjà l'existence d'un rétrécissement du larynx. Les inspirations sont bruyantes et nécessitent des efforts considérables qui se manifestent par la rétraction de la région épigastrique; l'expiration est rauque et souvent interrompue par une toux rauque. Le regard de l'enfant dénote l'anxiété; la face est un peu livide et bouffie. L'enfant répond, avec une voix éteinte et souvent interrompue par des inspirations anxieuses, aux questions qui lui sont adressées. Le pouls est un peu accéléré, la température de la peau est élevée.

On prétend d'abord que l'enfant ne souffre que depuis 6 mois, mais, en entrant dans des détails plus circonstanciés, j'apprends que l'affection date d'au moins deux ans. J'appris en même temps que le petit malade était atteint, il y a environ deux ans, d'un érysipèle à la face et que, pendant cette maladie, il eut quelque difficulté de respirer. Je me souvins alors de la relation souvent notée de l'œdème de la glotte avec l'érysipèle de la face (relation dont les auteurs font mention) et, en insistant près de la mère sur les symptômes qu'offrait le petit malade pendant le cours de son érysipèle, j'appris que, pendant plusieurs nuits, la mère avait craint qu'il n'étouffât. La respiration de l'enfant, à cette époque, était, pendan plusieurs nuits, tellement anxieuse et râlante, que les voisins en furen troublés dans leur sommeil.

Toutes les tentatives des médecins pour soulager l'enfant étaient restées infructueuses et, après différentes médications locales et générales (vomitifs, sangsues, etc.), un des médecins consultés proposa la trachéotomie, tandis qu'un autre déclara que la maladie était une affection de nature nerveuse.

A l'inspection laryngoscopique je reconnus, dès la première séance, la cause des phénomènes décrits. Je reconnus les signes physiques d'un catarrhe laryngé et pharyngé, et j'aperçus une production nouvelle, en forme d'excroissance, implantée au niveau de l'attache supérieure du ligament aryténo-épiglottique, dans l'intérieur du ventricule de Morgagn du côté droit. La tumeur s'étendait en arrière jusqu'au niveau de l'insertion aryténoïdienne du même ligament, en augmentant de dimension du haut en bas. La surface de la tumeur était comme ondulée. Parallèlemen à son grand axe, on apercevait une ligne de démarcation semblant diviser la tumeur en deux parties. L'inspection était toujours de trop courte durée pour que je pusse distinguer s'il y avait une ligne de démarcation réelle entre deux tumeurs parallèles ou si c'était un simple sillon divisant la surface de la même tumeur en deux parties.

La corde vocale droite était tellement couverte qu'on ne pût voir qu'une petite partie de son insertion antérieure. La corde vocale gauche me paraissait étroite. La paroi postérieure du larynx était d'une couleur grisâtre et me semblait épaissie. J'ai pu faire voir assez bien cet état de choses à M. le professeur Henoch.

Je fis immédiatement des cautérisations avec une solution très-concentrée de nitrate d'argent. Je procédai de la même façon que dans les cas antérieurs.

Ayant affaire, dans le cas présent, à une masse assez dure, je ne pus m'attendre à un succès rapide. Cependant, à la troisième cautérisation, il y avait déjà une telle amélioration dans l'état de l'enfant que la respiration n'était plus gênée et bruyante qu'après certains efforts musculaires comme ceux nécessités par l'ascension d'un escalier, par exemple.

Après la cinquième cautérisation, la tumeur était considérablement réduite de volume; il n'en restait plus qu'une toute petite portion au niveau de la partie antérieure du ventricule de Morgagni. Il n'en resta plus de trace après la dixième cautérisation. Le sommeil de l'enfant est calme, la respiration est normale, la voix seule est couverte. Dans les efforts, l'inspiration est accompagnée d'un très-léger bruit, qui me semble être dû au boursouflement de la muqueuse de la paroi antérieure du larynx.

Actuellement, la mère ne me présente son enfant qu'à de rares intervalles, parce qu'elle trouve qu'il est suffisamment rétabli.

OBSERVATION XXX.

Polype du larynx chez un enfant de sept ans; par M. Tourdes, de Strasbourg (*Gazette des Hôpitaux*, 1853, in-f°, p. 53.)

Aloïse Saint-Julien, âgé de sept ans, appartenant à une famille pauvre de Rhinau, est admis à l'hospice des orphelins de Strasbourg, à la suite des inondations du mois de septembre 1852. Cet enfant est d'un tempérament lymphatique, d'une constitution faible; il est atteint de goître et présente quelques-uns des traits du crétinisme. Des renseignements qui ne sont parvenus qu'après son décès ont fait connaître qu'il était sujet, depuis quelque temps, à des attaques de suffocation qui mettaient sa vie en péril; et quand ses parents apprirent qu'il avait cessé d'exister, ils n'en témoignèrent aucun étonnement; ils s'attendaient, disaient-ils, à ce qu'il mourrait étouffé.

A l'hospice des orphelins, cet enfant ne tarda pas à tomber malade; il fut pris d'accès de toux très-violents, avec menace de suffocation; le 16 novembre, on le transporta à la clinique des maladies des enfants, où je le vis pour la première fois.

A son entrée à l'hôpital, le malade montrait une vive anxiété; par moments, l'asphyxie semblait imminente. Pendant les accès de suffocation, la respiration était bruyante, sifflante, convulsive, accompagnée d'une toux rauque; l'expiration paraissait beaucoup plus pénible que l'inspiration. L'accès se terminait sans expectoration.

Dans l'intervalle des attaques, la dyspnée restait toujours très-prononcée; la voix était rauque, altérée, jamais éteinte; la toux assez fréquente, sifflante et enrouée, sans expectoration. L'auscultation faisait reconnaître une diminution notable du bruit respiratoire dans les deux poumons, sans aucun râle. La respiration était sifflante dans la trachée et dans le larynx. L'arrière-bouche, la partie supérieure du pharynx, ne présentaient aucune trace de fausse membrane; on n'y voyait qu'un peu de rougeur. En comprimant extérieurement le larynx, on ne déterminait aucune douleur; on n'y découvrait point de gonflement; les ganglions lymphatiques du cou n'étaient point engorgés. La peau était chaude et la circulation très-accélérée.

Quelle était la cause de cette asphyxie imminente? Le diagnostic était d'autant plus difficile à poser qu'on ne possédait alors aucun renseignement sur les antécédents du malade.

La première idée qui se présenta fut celle d'un corps étranger dans le larynx. Une exploration attentive ne fit rien découvrir; les explications du malade repoussaient d'ailleurs cette hypothèse.

Était-ce un croup? La plupart des symptômes militaient contre cette supposition, on ne trouvait aucune trace d'abcès dans le larynx ou autour de cet organe. Rien n'indiquait un œdème de la glotte. Une laryngite aiguë idiopathique pouvait produire quelques-uns de ces accidents; mais n'expliquait pas la totalité des symptômes.

Par exclusion, on arrivait à l'hypothèse d'un polype du larynx; mais l'absence de tout renseignement sur les antécédents du malade privait d'un des éléments de diagnostic les plus précieux.

Dans cette incertitude, je pris l'avis de mon collègue et ami, M. Stœber; il pensa aussi qu'un obstacle au passage de l'air se trouvait dans le larynx, qu'il était difficile d'en préciser la nature; mais que la trachéotomie était indiquée comme le moyen le plus rationnel.

Nous en référâmes à nos habiles opérateurs, MM. Rigaud et Wiezer. En présence des obscurités du diagnostic, ils hésitèrent et ils finirent par se prononcer contre l'opération. Ils nous rappelèrent qu'à l'hôpital de Strasbourg, toutes les trachéotomies, faites dans des conditions analogues, avaient eu une issue fatale; nous n'insistâmes pas pour vaincre leurs scrupules; il étaient basés sur des motifs trop sérieux, et nous n'avions pas pour les combattre les éléments d'une complète conviction.

La trachéotomie écartée, l'indication était de chercher à détruire l'obstacle qui semblait placé à l'entrée du larynx; deux moyens furent employés : les vomitifs à doses fractionnées et la cautérisation aussi directe, aussi profonde que possible. On prescrivit à diverses reprises du tartre stibié; on fit des insufflations d'alun calciné; on toucha l'arrière-gorge avec la solution du sulfate de cuivre. On eut recours aussi aux frictions mercurielles.

Tous ces moyens restèrent inutiles; la suffocation diminuait par moments pour reparaître avec une intensité nouvelle; la toux était toujours sèche; la voix sifflante et rauque, sans s'altérer plus qu'au début.

Bientôt, une fièvre ardente s'allume; le malade éprouve de vives douleurs dans la poitrine, l'oppression devient continue; on perçoit à peine le bruit respiratoire. Une pleurésie double, d'une grande acuité, s'ajoute à l'affection première; les forces diminuent rapidement et le 24 novembre. huit jours après son entrée, le malade succombe, au milieu d'une attaque de suffocation, aggravée par la complication pulmonaire, mais évidemment due, comme toutes les précédentes, à la lésion du larynx. L'autopsie fit reconnaître, sous la glotte, la présence d'une de ces végétations qui sont connues sous le nom de *polypes du larynx.*

Une tumeur rougeâtre, assez molle, bosselée, ayant le volume et la forme d'une fraise aplatie, occupait le ventricule gauche du larynx, et s'étendait sur les cartilages aryténoïdiens, jusqu'au ventricule droit, qui était intact. La partie postérieure et latérale gauche de la glotte était fermee par ce polype, qui occupait environ les trois quarts de son ouverture. Cette tumeur adhérait au larynx par une très-large base; à cette exception près, elle avait beaucoup d'analogie avec les végétations représentées par M. Ehrmann.

Les glandes thyroïdes étaient très-développées et se rejoignaient en avant sur la trachée-artère.

Une couche épaisse de fausses membranes molles et albumineuses, tapissait les deux plèvres; le tissu pulmonaire n'offrait que de l'engouement, les bronches contenaient une grande quantité d'écume, la muqueuse aérienne était saine.

OBSERVATION XXXI.

Excroissance cellulo-fibreuse (polype) fixée au ligament inférieur gauche de la glotte, chez un enfant de neuf ans. — Mort par suffocation. — Autopsie. (A. Ehrmann, *des Polypes du larynx*, th. de Strasbourg, n° 97, 1842, p. 29, Pl. II, fig. 4.)

Charles E., âgé de neuf ans, d'une bonne constitution, avait été atteint à l'âge de deux ans, d'une légère maladie indéterminée, qui ne dura que quelques jours. Plus tard, il contracta une toux qui ne le quitta point durant tout un hiver, la voix n'était point altérée, et la toux, quoique sèche, n'était accompagnée d'aucun embarras dans la respiration. Depuis lors, ce garçon a été bien portant jusqu'à l'âge de huit ans et demi. A cette époque, la voix, auparavant claire et naturelle, devint grêle par intervalles, caractère qu'elle conserva plus tard d'une manière continue ; il survint même dans la respiration une gêne légère, mais qui n'éveilla point l'attention des parents. La voix acquit un timbre enfantin ; ce changement ne fut accompagné ni de toux, ni d'aucun dérangement dans les autres fonctions. Dans les premiers jours de septembre (1837), on s'aperçut d'une certaine oppression de poitrine chez le petit malade, qui n'en continua pas moins a fréquenter l'école et à se livrer à ses occupations habituelles. Le 9 du même mois, la voix étant devenue plus rauque, on administra des potions résolutives et, la dyspnée étant survenue, on appliqua, vers le soir, dix sangsues sur la région du larynx, et, après leur chute, l'on entretint l'écoulement du sang par l'application d'un cataplasme émollient. Le lendemain 10, l'enfant ayant passé une bonne nuit, demanda à sortir, et l'on eut de la peine à le retenir au logis. Il existait encore une certaine difficulté dans la respiration, ce qui m'engagea à prescrire une nouvelle application de sangsues au cou, des pédiluves sinapisés et des frictions mercurielles sur le larynx. Le 11 au soir, il n'y eut encore aucune amélioration ; au contraire, la dyspnée avait augmenté; l'enfant était du reste sans douleur, sans agitation, sans fièvre. J'administrai un vomitif, et quoique des évacuations eussent eu lieu par le haut, il ne survint point de changement favorable. Aucune toux n'étant venue se joindre à cet état, et la respiration devenant de plus en plus embarrassée, sans que la maladie portât le caractère d'une inflammation aiguë de la muqueuse laryngée ou bronchique, j'avertis les parents que je pensais d'après tout ce qui a précédé, qu'un corps étranger s'était formé dans l'intérieur du larynx, et que, dans les derniers temps, ce produit a dû prendre un développement tel, que le libre passage de l'air à travers les voies aériennes, s'en trouvait intercepté. Mes appréhensions n'étaient que trop fondées ; car bientôt l'aphonie devint presque complète; une plus grande gêne se manifesta dans la respiration, et une coloration bleue de la face annonça un trouble bien marqué dans la circulation. Je déclarai qu'une opération, dont au reste on ne pouvait assurer le succès, devait être tentée, mais ma proposition ne fut point acceptée. Du 11 au 12, les symptômes devinrent de plus en plus alarmants, la cyanose et l'asphyxie s'établirent et à la suite de quelques atteintes de lipothymie, l'enfant succomba dans l'après-midi après une courte agonie.

Autopsie cadavérique. — Je ne pus examiner que le larynx; mais cette exploration a suffi pour rendre raison de tous les phénomènes morbides observés pendant la vie. J'ai trouvé une excroissance charnue lobulée du volume d'une noisette, fixée, à l'aide d'un pédicule assez large, à toute l'étendue du ligament inférieur gauche de la glotte. Cette tumeur, molle, arrondie et assez lisse, était divisée par plusieurs sillons superficiels à sa partie supérieure, et obstruait complétement la fente glottique. Sa couleur était d'un rouge pâle ; sa consistance approchait de celle d'un tissu fibro-celluleux, et toute sa surface externe, légèrement bosselée, était en continuité de tissu avec la membrane muqueuse laryngée qui, nulle part dans tout l'appareil vocal, ne montrait la moindre trace d'altération organique.

Le tissu du polype, soumis à l'examen microscopique par M. le docteur Michel, chef des travaux anatomiques de la Faculté, s'est trouvé composé, quant à la couche supercielle de l'excroissance, de cellules coniques, à noyau central. Ces corpuscules réunis par leur base, forment une mosaïque, et leur extrémité libre permet de distinguer quelques cils vibratiles ; cette couche est fort mince. Au-dessous d'elle, on en rencontre une seconde, dont l'ensemble constitue la presque totalité de la tumeur ; elle se compose aussi de corpuscules fusiformes, mais à différents degrés de développement, et garnis d'un noyau central obscur. La dernière couche enfin, présente l'aspect d'un tissu cellulaire à fibres lâchement entrelacées.

Il résulterait de ces recherches, que les éléments de ce polype laryngé sont de nature celluto-fibroïde, que la tumeur s'est développée dans le tissu sous-muqueux du ligament inférieur de la glotte, et que l'épithelium qui la recouvre, n'a point subi de changement appréciable.

OBSERVATION XXXII.

Polype mûriforme du ventricule gauche du larynx chez un enfant de dix ans.— Enrouement et accès de suffocation dès l'âge de deux ans et demi. — L'examen laryngoscopique a permis de faire un diagnostic précis et d'enlever ensuite le polype à l'aide du constricteur à anse. Succès presque complet. (Observation tirée de l'ouvrage de M. Bruns (*Die laryngoskopie und die laryngoskopische chirurgie.* Tubingen, 1865, p. 370 et suiv.) et traduite par M. le Dr Rabbinowicz.) (Pl. V, fig. 8, 9, 10, 11, 12.)

Émile C..., de la ville de Reichenberg dans le Wurtemberg, actuellement âgé de 10 ans, s'est refroidi à l'âge de 2 ans et demi, (en février 1856) et, par suite de ce refroidissement la voix est devenue enrouée et un peu âpre, sans aucun autre phénomène morbide.

Malgré l'emploi de divers médicaments, la voix continua à devenir de plus en plus enrouée et de plus en plus faible ; de sorte que l'enfant pouvait à peine se faire comprendre. A partir du mois d'août de la même année, il survint de plus de la difficulté de la respiration, moins marquée dans la journée, mais présentant, la nuit surtout, des attaques isolées. L'enfant pendant son sommeil, ordinairement vers minuit, respirait difficilement ; cette difficulté s'augmentait rapidement jusqu'à imminence de suffocation ; de sorte que fréquemment vers deux ou trois heures du matin on appelait un médecin, il prescrivait ordinairement un vomitif qui soulageait l'enfant. Parfois l'enfant fut soulagé sans aucun remède, de sorte qu'ordinairement vers midi, il se portait bien, sauf son enrouement. Ces attaques apparurent avec une fréquence très-variable depuis le mois d'août 1856 jusqu'au mois d'août 1858 ; parfois il s'écoulait six à huit semaines sans aucune attaque, d'autrefois l'intervalle était moins long, surtout pendant l'hiver de 1856 et 1857 et notamment en décembre 1856, époque où l'enfant eut la rougeole. Ces attaques n'avaient aucune influence immédiate sur la santé générale, cependant l'enfant était d'habitude peu développé, délicat et faible.

Les divers remèdes employés à l'intérieur et à l'extérieur pendant ces deux ans, n'ont eu aucun succès; l'enfant est resté aphone tellement qu'étant tombé un jour dans un vase de liquide chaud, il ne put pas faire connaître la douleur et l'imminence du danger, à sa mère qui était cependant près de lui.

Dans la deuxième moitié du mois d'août 1858, survint, sans cause connue, une amélioration rapide de la voix qui devint plus haute et plus pure; de sorte que, jusqu'au commencement de l'année suivante, elle fut très-peu altérée. Les accès d'anxiété ont également disparu et l'enfant est devenu fort et robuste pendant le printemps et l'été de 1859. Cet état favorable a persisté jusqu'au mois de janvier 1863. A partir de cette époque, il survint une difficulté de la respiration le jour et la nuit, l'inspiration notamment était plus difficile, prolongée, et pouvait être entendue par les assistants, parfois même jusqu'à une distance de vingt pas; en même temps, la santé générale s'altéra, l'enfant devint pâle et maigre.

Du reste, la respiration n'était pas toujours difficile au même degré, parfois même, quand l'enfant se tenait tranquillement dans la chambre, surtout quand il prenait certaines positions, on n'entendait pas du tout de bruit respiratoire, et l'enfant disait alors lui-même qu'il respirait librement et facilement.

Ainsi, quand il se renversait en arrière pendant le jour, sur le dos d'un canapé, les membres inférieurs relevés et la tête baissée, ou bien quand il se couchait la nuit, sur le côté gauche, la tête fortement inclinée à gauche et en bas, il respirait librement. L'enfant prenait fréquemment ces positions pour faciliter la respiration. Quand, au contraire, l'enfant était contrarié, quand il parlait trop longtemps ou quand il courait, montait des escaliers, etc., la respiration devenait très-difficile et pouvait s'entendre à distance, même pendant le sommeil, les assistants pouvaient très-souvent entendre la respiration difficile, parfois sifflante, d'autres fois d'autres bruits accompagnaient régulièrement chaque respiration. D'autres fois, au contraire, la respiration restait pendant assez longtemps assez facile.

Vers les fêtes de Paques 1863, l'enfant désignait lui-même la région du larynx comme siége de son mal, il disait qu'il y éprouvait la sensation d'un corps étranger qui se remue et se heurte souvent pendant l'inspiration et l'expiration, ou bien que quelque chose de froid lui tombait dans le cou, etc... Malgré cela les médecins cherchaient le siége de la dyspnée dans tous les autres endroits excepté dans le larynx. A la fin du mois de mai, on a, pour la première fois, fait l'examen laryngoscopique, mais sans succès. Ce n'est qu'au mois de juillet qu'on a fait un deuxième examen laryngoscopique et qu'on a constaté l'existence d'un produit morbide dans le larynx. Dans la deuxième moitié du mois de novembre et dans la première moitié du mois de décembre 1863, le médecin a fait des tentatives pour enlever le polype, tentatives qu'il a continuées pendant trois semaines sans résultats; alors il conseilla aux parents de m'adresser l'enfant qui me fut apporté seulement à la fin du mois de mars 1864, après l'avoir retenu rigoureusement dans la chambre pendant tout l'hiver pour prévenir un refroidissement et une inflammation des voies aériennes, car on a remarqué que cet état aggravait toujours la dyspnée et l'anxiété.

J'ai trouvé l'enfant bien développé pour son âge et bien portant; quand l'enfant est au repos, la respiration est facile et peut à peine s'entendre; la voix est très-peu affaiblie et légèrement voilée; absence de toux proprement dite, seulement, le matin, il toussotait et crachait quelques mucosités. Les émotions morales et les efforts rendaient la respiration pénible, prolongée et bruyante; l'expiration rapide était parfois accompagnée d'un bruit bref et sourd.

L'examen laryngoscopique nous montra comme cause de ces phénomènes une production morbide qui remplissait presque entièrement le larynx (le larynx était d'ailleurs tout à fait normal en dehors du produit morbide), et qui était attachée par un pédicule large au ventricule gauche (pl. V fig. 8). Cette production avait la forme d'un coin un peu aplati sur deux de ses côtés et paraissait coupée obliquement à sa base qui était libre et regardait la paroi postérieure du larynx. Son diamètre longitudinal fut évalué à 4 ou 16^{mm}. Le diamètre de l'épaisseur de la base, à 8 ou 10^{mm} et celui du sommet de 6 à 8^{mm}. Sa surface paraît divisée par des fentes profondes en 3, 4, 5 parties dont chacune paraît à son tour composée de nodosités arrondies du volume d'une graine de pavot jusqu'à celui d'un grain de riz. La tumeur avait donc l'aspect mûriforme ou mamelonnée, seulement elle était moins régulière qu'une mûre parce que les diverses granulations étaient de dimensions variables; la muqueuse était couverte d'une couche mince de mucosités qui étaient surtout visibles dans les interstices des granulations; la tumeur avait donc une coloration gris blanchâtre parsemée de nombreux petits points rouges qui correspondaient au sommet des granulations, proéminant à travers la couche de mucus, et rouges à cause de leur vascularité.

L'extrémité amincie de la tumeur touche à un pédicule aplati, leque pédicule, large à son commencement d'environ 4 à 6^{mm}, s'élargit ensuite rapidement presque jusqu'au double, monte vers le côté gauche pour s'enfoncer dans le ventricule de Morgagni correspondant, occupant son ouverture dans toute sa longueur d'une extrémité à l'autre ; ce pédicule est épais de 2 ou 3^{mm} et long de 5 à 6^{mm}, il a une coloration rouge pâle et une surface granulée, beaucoup plus finement granulée que le corps du produit morbide.

Les mouvements que cette tumeur exécute pendant la respiration sont remarquables, ils ressemblent aux mouvements du pendule d'une montre quand l'inspiration et l'expiration se font régulièrement et tranquillement, à chaque inspiration, la tumeur descend à travers la glotte de sorte que le mamelon du corps de la tumeur, qui avoisine le pédicule, monte presqu'au-dessous de la corde vocale droite (qu'on peut distinguer dans toute sa longueur comme une bande étroite et blanche) tandis que les mamelons qui se trouvent à l'extrémité libre du corps de la tumeur descendent jusqu'à la partie inférieure du larynx, de sorte que la partie supérieure se trouve alors 10 à 8^{mm} au-dessous du niveau de la corde vocale droite. C'est dans cette position de la tumeur qu'on voit le pédicule large provenant du ventricule, séparé de la corde vocale supérieure. par une ligne sombre et penché au-dessus de la corde vocale inférieure gauche, qui n'est pas, du reste, visible, mais dont on peut cependant distinguer les contours. Le pli muqueux rougeâtre qui enveloppe le pédicule s'étend en avant jusqu'a quelques millimètres au delà de l'angle de réunion des deux cordes vocales et au commencement de la corde vocale droite.

Si l'enfant fait une expiration, le polype monte et on peut constater qu'il frotte alors les deux parois latérales du larynx; son extrémité libre, qui est alors tournée en haut, dépasse le bord supérieur de la paroi postérieure du larynx (pl. V, fig. 9) ordinairement à la fin de l'expiration l'orifice supérieur du larynx se rétrécit un peu, de sorte que l'extrémité du polype repose en arrière sur les deux sommets des cartilages de Wrisberg pressés un peu contre le côté gauche de la face postérieure de l'épiglotte, ou bien, en d'autres termes, il est pour ainsi dire enclavé entre ces trois parties, entre lesquelles il y a des espaces libres qui donnent passage à l air expiré. Quand, au commencement de l'inspiration suivante, les deux cartilages aryténoïdes s'écartent l'un de l'autre, le polype tombe ordinairement immédiatement. Cependant il n'est pas rare de le voir rester, quelques moments encore, pour ainsi dire collé à la paroi postérieure du larynx, puis il se détache pour descendre dans la cavité du larynx.

Dans les moments où la base du polype est tournée fortement en haut, on peut voir la face inférieure du pédicule et aussi la corde vocale gauche qui apparaît d'une couleur d'un blanc brillant, on reconnaît alors l'altération de cette corde vocale et l'origine du polype au fond du ventricule.

Ces faits expliquent d'abord parfaitement le peu de trouble de la voix chez le malade, car lorsque le malade parle, le polype est entraîné en haut par l'air expiré, il est donc par conséquent éloigné des cordes vocales et ne peut pas les empêcher de vibrer. Les phénomènes racontés plus haut, à savoir que l'abaissement de la tête facilite la respiration, s'expliquent de la même façon, car la base du polype vers l'ouverture supérieure du larynx laisse la cavité plus libre.

On s'explique aussi l'amélioration de la parole pendant l'été de 1858, car on peut supposer que la difficulté de la parole était due à ce que le pédicule était d'abord court et reposait par conséquent constamment sula corde vocale gauche de sorte que le polype, proéminant dans la glotte, empêchait les vibrations des cordes vocales.

Dans l'été de 1858 le pédicule a dû s'allonger, ce qui rendait plus faciles les mouvements du polype et amenait par conséquent une amélioration de la voix.

En continuant nos examens, nous avons trouvé aussi l'explication du changement susmentionné dans les symptômes, l'aggravation par le catarrhe, etc. Car le polype ne présentait pas tous les jours le même volume; il était un jour un peu plus petit, et un autre jour un peu plus grand et comme boursouflé : dans ce dernier cas, on constatait toujours, pendant les mouvements du polype, un frottement plus considérable sur les parois latérales du larynx, et un dépôt plus abondant de mucosités à sa surface, notamment à l'endroit de transition du corps au pédicule, de même aussi à la corde vocale droite. Il n'a pas fallu beaucoup de séances pour constater tous ces résultats, car l'enfant supporta très-facilement l'introduction du miroir sans aucune toux ni nausée, cependant l'examen complet de l'insertion du pédicule, ne put être fait qu'à la deuxième application de la pince épiglottique. En essayant d'introduire ensuite la sonde laryngée, je pus toucher avec sa pointe très-facilement l'extrémité libre du polype, et me convaincre, par la pression, de sa mollesse et de sa richesse vasculaire, car une pression légère produisait un saignement. Si je tenais l'extrémité de la sonde de façon à ce que le polype en montant pendant l'expiration, se heurtât contre elle, ce contact déterminait l'ébranlement de l'instrument, très-distinctement senti par moi et par le malade, tandis que le malade ne sentait pas du tout le contact du polype. Quand, au contraire, je touchais avec l'extrémité de la sonde l'épiglotte ou le cartilage aryténoïde, etc., ce contact produisait toujours aussitôt une toux vive et la contraction de la partie supérieure du larynx une grande anxiété et de l'inquiétude, une respiration bruyante et très-pénible, la rougeur et le gonflement du visage, etc... Tous ces accidents cependant ne persistèrent que quelques moments.

Comme l'extrémité libre du polype pouvait très-facilement être touchée avec la sonde, il m'a semblé qu'entre les diverses méthodes opératoires, la plus simple et la plus facile serait de chercher à détruire le polype de son extrémité libre à son pédicule. Il serait très-facile de détruire et d'enlever par morceaux l'extrémité libre du polype avec un bistouri, des ciseaux, le galvano-cautère, une pince ou des caustiques; en répétant ces opérations, on serait arrivé jusqu'à l'insertion du polype. En revanche, cette méthode présentait des inconvénients, d'abord elle exigerait un temps très-long, et puis, plus la destruction sera avancée, plus il sera difficile d'atteindre le restant. — J'ai donc recouru à une autre méthode qui me promettait un succès plus rapide par le détachement de la tumeur à sa base. Je ne pouvais pas employer dans ce but d'instrument tranchant, parce que la base large de la tumeur reposait immédiatement sur la corde vocale, et en outre, comme la tumeur remplissait complétement le calibre, il était absolument impossible de surveiller de l'œil le bistouri ou les ciseaux pour les empêcher de léser les parties voisines.

Il n'en est pas de même de l'anse, quoiqu'elle présente aussi de grandes difficultés dans son application. Comme le polype remplissait complétement le calibre du larynx, on ne pouvait pas jeter l'anse sur le pédicule au delà du corps sans toucher les parois du larynx; or, ce contact produisait aussitôt une contraction vive de toutes les parties, il fallait donc tâtonner et calculer pour arriver à réussir d'un coup, pour ainsi dire dans l'obscurité; — mais une fois qu'on avait réussi, on pouvait serrer l'anse sans le moindre danger de léser les parties voisines jusqu'au détachement du pédicule. Il est vrai qu'il resta encore un morceau de pédicule, mais aussi la cavité du larynx devenue plus libre permettait d'agir plus sûrement sur ce qui restait dans le cas où il ne disparaîtrait pas spontanément. Ce sont ces considérations qui m'ont décidé à employer l'anse, et je n'ai pas à m'en repentir. Dans la première tentative, le 5 avril 1864, j'ai réussi, à l'aide de cette anse, à enlever la plus grande partie du polype de la manière suivante :

Le malade étant mis dans une position convenable, etc., sans être soutenu par aucun aide, j'ai introduit l'anse jusqu'à l'extrémité libre du polype soulevé par l'air expiré, j'ai bien examiné sa position, sa direction, etc. Alors j'ai laissé descendre l'anse ouverte entre le polype et la paroi latérale droite du larynx jusqu'à ce que je puisse supposer que la plus grande largeur de l'anse se trouve vis-à-vis du corps du polype. J'ai cherché ensuite à ramener l'anse vers la paroi latérale gauche du larynx, en le faisant en même temps descendre un peu, et j'ai serré enfin rapidement l'anse. Tout cela a été fait dans un moment et, quand j'ai voulu soulever l'anse, elle était solidement fixée. Ce n'est qu'en serrant l'anse à plusieurs reprises et par des tentatives ménagées de traction en haut, en bas et à droite, que j'ai réussi enfin au bout de plusieurs minutes à détacher le pédicule et à retirer l'anse. Le morceau enlevé est tombé dans la bouche, et je l'ai retiré avec les doigts. Pendant tout ce temps, le malade faisait des mouvements par suite de la toux et de la suffocation, et le miroir qui fut introduit à plusieurs reprises devait être retiré aussitôt, parce qu'il se couvrait de mucus sanguinolent. Toutes ces manœuvres n'ont produit aucune douleur; le malade ne s'est pas même aperçu qu'on lui avait fait une opération, il croyait au contraire que c'était un examen ordinaire un peu plus prolongé; il fallait lui montrer la tumeur enlevée pour le convaincre qu'on avait fait une opération. La perte de sang fut tout à fait insignifiante, il n'y eut pas de crachement de sang, mais seulement de mucus sanguinolent qui n'a duré que quelques minutes.

Le morceau enlevé était allongé, aplati des deux côtés (longueur 10 à 12 millim., largeur 7 à 8 millim., épaisseur 2 à 4 millim.), il présentait une extrémité irrégulièrement arrondie et coupée en ligne droite avec une plaie distincte. La surface était partout composée de granulations petites et arrondies, serrees les unes contre les autres (jusqu'à 2 millim. de diamètre). En les écartant avec la pointe d'une aiguille, on constatait qu'elles avaient toutes de petits pédicules par lesquels elles s'attachaient à un fond commun, tantôt isolées, tantôt confondues ensemble. On avait là la véritable constitution d'une tumeur papillaire. La masse entière était blanc grisâtre, transparente, et on pouvait, à travers les couches périphériques, voir distinctement dans l'intérieur des grandes granulations les capillaires remplis de sang.

L'examen microscopique donna le même résultat que dans les tumeurs papillaires de l'observation.

Un tissu conjonctif, délicat, ramifié, parsemé de vaisseaux et couvert partout de nombreuses couches de grandes cellules épithéliales aplaties et polygonales.

Tout de suite après l'opération, l'enfant disait spontanément qu'il pouvait très-bien et facilement faire des inspirations et l'examen laryngoscopique montrait les deux tiers postérieurs de la cavité du larynx (en comptant seulement d'après le diamètre longitudinal) tout à fait libres, tandis que le tiers antérieur était encore rempli par le restant du polype couvert de caillots minces de sang qui s'étendaient, à plusieurs endroits, sur les parois latérales du larynx et empêchaient ainsi un examen plus complet.

6 *avril.* — Le malade reconnaît à présent très-bien, après l'ablation de la plus grande partie du polype, combien grand était l'obstacle à la respiration par le même polype. — Il peut se mouvoir librement et facilement sans éprouver la moindre anxiété, les sensations qu'il accusait dans le larynx ont disparu — il a bien dormi toute la nuit en respirant bien, seulement la respiration est parfois un peu ronflante pendant le sommeil — en revanche, hier après midi, j'ai constaté un peu d'enrouement de la voix qui s'est aggravé d'une manière assez notable dans la matinée d'aujourd'hui, la santé générale restant d'ailleurs intacte.

A l'examen laryngoscopique on vit tout de suite la cause de cet enrouement (pl. V, fig. 10). — L'angle antérieur de la glotte, dans une longueur de 5 à 6 millimètres, est complétement rempli par une masse très-rouge ; cette masse avait, en haut, une surface granulée et en arrière, vers la paroi postérieure du larynx, la surface était lisse — au milieu elle était un peu déprimée. — Cette masse coupait la glotte en travers, sa hauteur et son épaisseur étaient d'environ 3 millimètres, — le reste de la glotte était libre, de sorte que dans les inspirations profondes on pouvait y introduire le petit doigt. — Cette masse était le restant du polype très-gonflé par l'inflammation survenue à la suite de la plaie — elle était enclavée dans l'endroit indiqué, entre les cordes vocales inférieures et supérieures assez solidement, puisque dans la respiration ordinaire on la voyait immobile; seulement, dans les efforts de respiration, ou dans les efforts pour parler, on pouvait voir que le bord libre qui était en contact avec deux cordes vocales droites avait de très-légers mouvements en haut et en bas — il n'était pas possible à présent de distinguer le corps du pédicule, ni de reconnaître son origine au ventricule gauche parce qu'il était visible que toute la masse était solidement fixée à la paroi gauche du larynx au niveau de la corde vocale supérieure en ne laissant pour limite qu'une ligne sombre, étroite. — La partie visible de la corde vocale inférieure droite présentait une rougeur peu considérable — d'ailleurs les parois du larynx étaient normales. — Les jours suivants, l'enrouement disparut rapidement jusqu'à un degré presque insignifiant — la rougeur de la corde vocale inférieure droite a disparu complétement et le reste de la tumeur a considérablement diminué. — Sa mobilité pendant la respiration a augmenté sans cependant atteindre la mobilité primitive, car l'extrémité libre qui était en contact avec la paroi droite du larynx ne parcourait pas un espace de 5 millimètres dans ses mouvements.

Le 11 avril, j'ai recouru à l'anse pour enlever le reste du polype, j'ai donné à cette anse la forme et la direction correspondant au siége et au volume de ce reste du polype; le tube directeur de l'anse a été fortement courbé à son extrémité antérieure afin que l'anse puisse pénétrer sûrement jusqu'au fond de l'angle antérieur des cordes vocales en deçà de l'extrémité antérieure de la tumeur. — Après deux tentatives infructueuses, j'ai réussi à la troisième introduction (comme à la première opération je n'étais pas guidé par l'œil) à appliquer l'anse autour de la tumeur, tout à fait au bord de la corde vocale inférieure et, comme à la première opération, j'ai été obligé encore à présent de pratiquer plusieurs tractions ménagées dans diverses directions pour achever la section tout en serrant l'anse avec toutes mes forces — en retirant l'instrument, j'ai trouvé, fixé dans l'anse, un morceau arrondi, charnu, d'un rouge foncé ayant un diamètre de 6 à 7 millimètres. Très-peu de saignement, seulement quelques crachats de mucosités sanguinolentes ; en revanche, quelques douleurs pendant la section de la masse.

A l'examen du larynx on voyait à présent, outre quelques caillots minces de sang, sur les divers endroits de la surface interne du larynx un petit reste du pédicule, provenant du ventricule, ayant à peu près la forme d'un triangle à angles mousses avec une base de 8 à 10 millimètres et une hauteur de 2 à 3 millimètres, (pl. V, fig. 11). Quand j'ai engagé l'enfant à émettre à haute voix les sons « a e » il le fit d'une manière très-pure et le reste disparut presque complétement en ne laissant qu'une petite partie au-dessous de la corde vocale supérieure gauche (fig. 12). — Cette partie avait la forme d'une bande, étroite, gris rougeâtre, ayant dans son endroit le plus large à peine 1 millimètre; au-dessous d'elle le bord libre de la corde vocale inférieure gauche apparut comme une bande étroite et blanche, séparée de la corde vocale inférieure droite seulement par une fente très-étroite et foncée. — Les deux cordes vocales présentaient la couleur normale blanc brillant.

Dans les trois jours suivants, l'examen laryngoscopique ne montra aucun changement — la voix était encore sensiblement voilée, la respiration, au contraire, était complétement libre, très-facile et sans bruit, même quand l'enfant courait.

Au bout de quelques semaines j'ai voulu faire un nouvel examen, mais l'enfant n'est pas venu — mais j'ai reçu des lettres, à plusieurs reprises; la dernière qui m'a été adressée pendant les fêtes de Noël 1864 m'apprend que la voix continue à être pure, etc.

OBSERVATION XXXIII.

Excroissance en forme de grappe de raisin située dans le larynx, chez un enfant de dix ans. — Mort par suffocation. — Autopsie; par Siémon Dawosky. (Extrait du *Journal de Hufeland*, année 1835.) [Pl. I, fig. 2].

B. D., âgé de 10 ans, de constitution délicate et scrofuleuse, avait déjà souffert à plusieurs reprises d'attaques de croup; le moindre refroidissement, l'exposition à un courant d'air donnaient lieu chaque fois à une toux très-rauque, et ce ne fut que par les efforts de l'art qu'à plusieurs reprises cet enfant fut arraché aux effets de cette maladie meurtrière. Je regarde comme important de noter ces atteintes réitérées de croup, car je suis persuadé que c'est à cette disposition et au retour fréquent de cette maladie qu'il faut attribuer le développement et l'issue fâcheuse de l'affection à laquelle cet enfant a succombé plus tard.

Quelque temps avant l'apparition de la maladie qui l'a enlevé, ce garçon avait été pris de rougeole, qui, quoique accompagnée de symptômes catarrheux assez marqués, et surtout d'une toux assez fatigante, n'avait laissé aucune trace de son existence. La cause principale du mal à venir me semble avoir eu sa source dans la condition suivante : l'enfant avait été se baigner un jour de canicule, trempé de sueur, par suite d'une marche rapide, et par une température très-élevée, il s'était jeté précipitamment dans l'eau. Atteint aussitôt de crampe, qui, d'après son propre dire, lui avait roidi les doigts, et était suivie de frissons, il quitta l'eau. Peu après ce bain, il survint un enrouement, accompagné de tuméfaction de la luette, et des glandes amygdales. Des sangsues furent appliquées dans le voisinage des organes affectés, et l'on employa également des rubéfiants, des vésicatoires et d'autres révulsifs ; l'usage de ces moyens dissipa les accidents inflammatoires, mais l'enrouement persista. Le petit malade resta ainsi pendant six mois dans le même état, et ce ne fut qu'après qu'un nouveau refroidissement eut ramené les anciens accidents, que je fus appelé pour lui donner des soins.

L'état du malade était alors le suivant : Difficulté de la respiration, avec toux croupale, sans bruit aucun dans la trachée-artère, chaleur et anxiété, visage coloré, pouls fréquent sans être dur; amygdales et voile du palais très-engorgés, soif intense, constipation. Instruit des antécédents, je fis appliquer aussitôt douze sangsues au devant du larynx, et prescrivis à l'intérieur, du calomel uni à de la poudre de jalap. Les sangsues avaient donné abondamment pendant la nuit, au point que le lendemain matin je trouvai le petit garçon très-pâle et faible ; la difficulté de respirer s'était dissipée, mais non point l'enrouement; il ne survint aucune récidive le soir, et le malade se rétablit bientôt. Je proposai quelques moyens pour combattre l'enrouement, mais l'insouciance des parents ne permit point de les mettre en usage.

Cet état de choses ne dura pas longtemps; la difficulté de respirer reparut, surtout lorsque l'enfant montait ou descendait les escaliers, au point qu'au bout d'un certain temps les parents réclamèrent de nouveau mon secours. La respiration était devenue extrêmement laborieuse, la face rouge et bouffie, le pouls fréquent, la toux croupale, sans expectoration cependant, et une anxiété extrême se peignait tout à la fois dans la figure et dans tous les mouvements de l'enfant.

Je fis derechef appliquer des sangsues sur la région laryngée, ainsi que sur le sternum, je fis mettre des sinapismes aux mollets et à la plante des pieds, et je prescrivis du calomel, avec de la poudre de jalap. Les sangsues coulèrent abondamment, mais la difficulté de respirer resta la même, l'enfant ne put trouver son haleine qu'assis dans son lit, et en faisant des efforts extraordinaires ; je fis renouveler les sangsues, je mis un vésicatoire à la nuque, et j'administrai à l'intérieur le sulfate de cuivre d'abord à dose vomitive, et plus tard en petite quantité. Les vomissements ne produisirent que de l'amélioration passagère, et le petit malade retomba bientôt dans l'état dans lequel il se trouvait avant ces secousses; la difficulté de respirer devint même plus forte, et ce fut à partir de ce moment que l'on entendit bien distinctement un bruit ronflant (ein schnarren). Je fis continuer l'usage du sulfate de cuivre, j'ordonnai un vésicatoire sur la région du larynx, et je fis répéter les sinapismes aux mollets et à la plante des pieds, mais le tout fut employé sans succès. L'asphyxie devint imminente. Dans la ferme persuasion que j'avais affaire à un corps étranger, situé à l'entrée des voies aériennes, je ne pouvais attendre de salut que de l'opération. Mais, malgré l'imminence du danger, je ne pus obtenir le consentement des parents.

J'étais donc réduit, pour calmer l'extrême agitation du malade, à lui prescrire de fortes doses d'opium; mais il expira bientôt, après avoir été alité pendant huit jours, et avoir enduré des angoisses cruelles, dues au trouble extrême de sa respiration.

L'examen du cadavre ne me fut accordé que pour la région du cou, où j'ai trouvé ce qui suit : Membrane muqueuse du larynx et de la trachée-artère dans un état d'altération bien marqué; de petites et de grandes excroissances, dont la forme rappelait celle d'une grappe de raisin, obstruant complétement la cavité laryngienne. Parmi ces végétations, il y en avait deux surtout, situées à la surface interne de la paroi antérieure du larynx, qui se distinguaient des autres; elles étaient évidemment beaucoup plus longues, et affectaient la forme d'un réseau; elles étaient d'une consistance cartilagineuse, et se trouvaient fixées au larynx, à l'aide d'un pédicule. En rapprochant les deux moitiés de la boîte laryngée, incisée, l'on s'assura que toute sa cavité était entièrement bouchée par ces excroissances : ce qui expliqua parfaitement l'extrême difficulté de la respiration, ainsi que le bruit particulier qu'elle avait fait entendre.

Si l'opération de la trachéotomie avait été pratiquée, on n'eût pas, à la vérité, dû compter sur une guérison radicale; mais au moins la vie de l'enfant eût certes pu être prolongée à l'aide d'une canule, placée dans la trachée-artère.

OBSERVATION XXXIV.

Cancer épithélial du larynx chez un garçon de dix ans. (Observation extraite du *Journal de la Société des médecins* à Vienne, *Zeitschrift der k. k. Gesellschaft der aertze zu Wien*, 1851, p. 173, et traduite de l'allemand par M. le docteur Rabbinowicz.)

Dans le larynx d'un enfant âgé d'environ dix ans, qui aurait été sujet à de fréquents accès de suffocation ressemblant à ceux du croup, M. Rokitansky a trouvé sur la corde vocale supérieure gauche une excroissance blanc-rougeâtre en forme de chou-fleur et très-peu adhérente.

Le microscope a démontré l'existence de cellules épithéliales pavimenteuses.

OBSERVATION XXXV.

Tumeurs multiples (végétations épithéliales) développées dans la trachée et le larynx d'un enfant de dix ans et demi. (Observation extraite des *Bulletins de la Société anatomique*, 1856, 2e série, t. I, p. 143 ; présentation de M. Richard Maisonneuve.)

Audouin, âgé de dix ans et demi, entre à l'hôpital des enfants le 2 avril 1856, service de M. Bouvier.

Le mal a commencé il y a deux ans, par un rhume qui a persisté jusque-là. Il y a eu quelques crachements de sang, et l'enfant affirme avoir rendu dans les crachats de petits corps rouges, charnus.

État actuel. — Amaigrissement prononcé, respiration bruyante, sifflante dans les deux temps; aphonie très-marquée. L'examen par la bouche ne fait rien découvrir ; sonorité exagérée dans toute l'étendue du thorax en arrière ; bruit respiratoire nul et remplacé par des râles sonores à timbres variés ; fièvre, sueurs ; l'oppression continuelle augmente parfois et il semble que le malade va succomber à un accès de suffocation. Cet état se prolonge jusqu'au 26 avril, et le malade succombe à une asphyxie lente.

A l'autopsie, on trouve la trachée parsemée de petites tumeurs formées de végétations d'un blanc rose, adhérant mollement par un court pédicule à la muqueuse.

Ces végétations avancent jusqu'au-dessous de la corde vocale inférieure et proéminent un peu dans la glotte, sans l'obstruer entièrement.

Le microscope montre des cellules épithéliales à noyau ayant au moins $0^{mm},01$.

Il n'y avait trace de tubercules dans aucun organe.

OBSERVATION XXXVI.

Tumeurs verruqueuses du larynx chez un enfant de onze ans; par M. le docteur Watson (1).

Le Dr Watson, dans ses lectures, parle de masses verruqueuses siégeant dans le larynx d'un jeune garçon de onze ans et qui paraissaient avoir succédé à une attaque de coqueluche. Pendant les quelques semaines qui précédèrent la mort, le malade ne parlait qu'à voix basse, respirait péniblement et toussait. Il mourut subitement dans un accès de suffocation. A l'ouverture du larynx, on trouva une tumeur verruqueuse qui

(1) Green : *On the surgical treatment of polypi of the larynx and ædema of the glottis.* New-York, 1852, p. 2.

enveloppait la base de l'épiglotte et les cordes vocales et qui obstruait presque complétement l'orifice de la glotte. Ces petites productions, multiples, avaient presque toutes la même base; il y avait cependant quelques groupes distincts : le principal était comme lobulé, il traversait de part en part l'orifice et jouait le rôle d'une soupape pendant l'inspiration qui était toujours beaucoup plus pénible que l'expiration.

OBSERVATION XXXVII.

Due à l'obligeance de M. le docteur Rauchfuss, médecin de la maison des enfants trouvés à Pétersbourg.

K., garçon âgé de 12 ans, est devenu aphone après une coqueluche qui lui a duré 3 mois. Pharyngite folliculaire, catarrhe du larynx. A la partie antérieure de la corde vocale droite, sur son bord libre, existe une tumeur blanchâtre ayant environ 3 centimètres de longueur et 2 centimètres d'épaisseur.

Cet enfant s'est présenté chez moi le 15 mars 1867 et ce n'est qu'à présent (le 26 mai), après des tentatives infructueuses, que je suis parvenu à lui ôter la moitié de cette tumeur.

Elle paraissait formée par une agglomération de cellules épithéliales pavimenteuses, mais le morceau enlevé était trop déchiré par la pince pour pouvoir servir à l'étude plus exacte de la structure.

OBSERVATION XXXVIII.

Tumeur siégeant sur la corde vocale droite d'un enfant âgé de douze ans, enlevée avec le tube-forceps. (Observation extraite du *Traité sur le laryngoscope* de M. Morell-Mackenzie, traduit de l'anglais par M. le docteur E. Nicolas. Paris, 1867, p. 128 et 129.)

Conway C..., âgé de 12 ans, de Gosport, me fut amené, en janvier 1865, pour une aphonie accompagnée de dyspnée.

A l'âge de cinq ans, il eut la scarlatine compliquée du croup, et depuis il ne lui fut plus possible de parler à haute voix. Depuis dix-huit mois il souffrait de la dyspnée et il ne pouvait se livrer à aucun jeu. Enfin, plusieurs fois depuis un an, il avait éprouvé une sensation de strangulation. L'examen laryngoscopique fit voir une tumeur fixée à la corde vocale droite et au-dessous de la commissure antérieure.

Le 3 février, M. Mason fit une exploration laryngoscopique attentive et dessina la lésion. Après de nombreuses tentatives, je parvins avec mon tube-forceps à enlever la totalité de la tumeur, et au mois de juin suivant, pour employer l'expression de M. Mason, on ne pouvait rien voir, si ce n'est « une légère inégalité dans l'état des cordes vocales ; » mais tout disparut après. Le docteur Andrew Clark a décrit les pièces qui furent présentées à la Société pathologique le 19 décembre 1865, comme étant un exemple d'une tumeur verruqueuse de nature papillaire. La voix revint complétement.

OBSERVATION XXXIX.

Due à l'obligeance de M. le docteur Rauchfuss, médecin de la maison des enfants trouvés à Pétersbourg.

Serge Sclvanoff, second fils sourd et muet de parents non atteints de surdité, s'était bien développé sous le rapport physique et intellectuel. A l'âge de huit ans, il avait commencé à comprendre la parole d'après le mouvement des lèvres et à articuler. A l'âge de douze ans, il entra à l'Institution des sourds et muets à Pétersbourg, et, un an après, sa mère remarqua une altération notable de la voix, altération de la voix qui s'est opérée par conséquent dans le courant de sa treizième année ; à partir de cette époque, la voix devint de plus en plus enrouée et faible. Le 5 décembre 1862 (l'enfant avait alors 15 ans), je fus appelé à l'Institution pour examiner ce garçon, et je le trouvai dans un état de dyspnée notable.

L'examen laryngoscopique, quoique rendu difficile par l'impossibilié de se faire comprendre promptement et par la dyspnée, fut assez complet cependant pour me permettre de constater, derrière l'épiglotte, la présence d'une grosse tumeur mamelonnée en forme de choux-fleur ; cette tumeur obstruait l'orifice supérieur du larynx. Après des tentatives infructueuses, faites dans le but d'habituer le malade à l'emploi d'une pince pour extirper la tumeur, j'ai dû pratiquer la trachéotomie, dans la soirée du 17 décembre, à cause de l'asphyxie que produisait l'obstruction du larynx.

Au mois de février 1863, je trouvai, à l'examen répété du larynx, tout l'orifice supérieur rempli et obstrué par des végétations en chou-fleur, d'une couleur rose pâle, dont une partie siégeait sur la face postérieure de l'épiglotte.

Dans le courant des mois de mars et d'avril, je consacrai trois séances par semaine à ce malade, et, l'habituant peu à peu à supporter le miroir laryngien, puis la pince laryngienne, je parvins, dans ce laps de temps, à débarrasser de ces végétations la face postérieure de l'épiglotte, les parois latérales de la cavité du larynx et les cordes vocales supérieures ; car toutes ces parties étaient des points d'origine de ces végétations papilliformes.

La muqueuse de ces différents endroits se présentait alors rouge et gonflée et en partie dépourvue d'épithélium. Les végétations qui siégaient sur les cordes vocales inférieures et qui étaient particulièrement développées sur la corde vocale droite, ont été enlevées dans le courant de mai et de juin. Après cela, je touchai de temps à autre la muqueuse du larynx avec une petite éponge trempée dans une solution de nitrate d'argent ou de tannin.

Au commencement du mois de septembre, le larynx présentait des conditions normales à l'examen laryngoscopique ; la voix était à peine rauque, chose difficile à juger du reste chez un individu sourd, dépourvu toujours et pour cause d'une voix claire.

La canule a été enlevée et les études méthodiques pour développer la parole ont été continuées avec succès.

OBSERVATION XL.

Cancer épithélial ulcéré du larynx. — Cicatrices dans le pharynx, etc. — Hypérhémie du cerveau et des poumons ; par Rokitansky. (Observation extraite du *Journal de la Société des médecins* à Vienne, *Zeitschrif der k. k. Gesellschaft der aertze zu Wien*. 1851, p. 174, et traduite de l'allemand par M. le docteur Rabbinowicz.)

Galba Paul, garçon âgé de 13 ans, fut admis à l'hôpital le 8 mars 1850 ; il fait remonter sa maladie à 19 semaines : enrouement, dyspnée légère ; parfois, la nuit, de légères attaques de suffocation ; difficulté dans la déglutition des liquides.

État actuel. A son entrée à l'hôpital nous trouvons que cet enfant jouit d'une santé générale assez bonne. Il présente surtout une dyspnée nocturne avec respiration striduleuse. Le 12 juin il est mort dans un accès de suffocation.

Autopsie. Cadavre maigre. — Méninges épaissies, modérément injectées. — La substance cérébrale, surtout la substance grise, est très-vasculaire. Les ventricules encéphaliques sont petits et renferment quelques gouttes de sérosité. — A la racine de la langue et au voile du palais, dans le pharynx surtout à gauche, en avant et en arrière de l'épiglotte, on trouve des cicatrices blanches et étendues, présentant en certains endroits le tissu cicatriciel à nu, mais recouvertes dans une grande étendue d'un épithélium finement villeux ; dans l'intervalle des cicatrices on voyait la muqueuse à l'état sain, surtout à la racine de la langue.

Sur le ligament aryténo-épiglottique gauche existe une ulcération profonde qui atteint non-seulement la cicatrice susmentionnée, mais aussi une partie de l'épiglotte et de la partie supérieure des cartilages aryténoïdes. A droite il y a une ulcération dont les bords et le fond présentent des excroissances foliacées et verruqueuses. — Dans le larynx, en avant, on voit une grande ulcération qui a détruit la corde vocale supérieure gauche et qui présente des végétations analogues; à côté de cette ulcération le revêtement villeux des cicatrices susmentionnées, de même que l'épithélium normal de la muqueuse, présentait une excroissance finement granulée.

Le microscope a montré des cellules épithéliales cylindriques et pavimenteuses.

Poumons très-vasculaires; dans le lobe inférieur du poumon droit on trouva un infarctus d'un rouge foncé, circonscrit, du volume d'un pois.

OBSERVATION XLI.

Aphonie datant de l'enfance et persistant sans autre trouble jusqu'à l'âge de trente-huit ans. — L'examen laryngoscopique démontre l'existence de deux petits polypes sur la corde vocale inférieure droite. — Cautérisations répétées du larynx au nitrate d'argent. — Cautérisations avec une solution d'acide acétique; simple amélioration. — Le malade est encore en traitement; par M. le docteur Krishaber.

M. de C... a eu des angines fréquentes jusqu'à l'âge de 8 ans; à cette époque, il a été atteint de rougeole. Il ne saurait dire si, pendant sa rougeole, sa voix a été voilée, mais les renseignements donnés par la mère du malade ainsi que par une vieille domestique (sa nourrice) nous apprennent que l'enfant avait la voix cassée depuis l'âge qui coïncide à peu près avec celui où il a eu la rougeole.

M. de C., âgé actuellement d'environ 38 ans, n'a jamais recouvré sa voix depuis cette époque. Pendant plus de vingt ans il a subi des traitements locaux et généraux, et, dans les dernières années, un médecin spécialiste, que M. de C. ne nous a pas nommé, lui a fait plusieurs fois par semaine des cautérisations du larynx au nitrate d'argent.

L'été dernier (1865), M. de C., se soumit à un traitement hydrothérapique à Bellevue, d'où il me fut adressé par le médecin en chef de cet établissement, M. le docteur Leroy-Dupré.

Au moment où je vis le malade pour la première fois, je fus frappé d'une particularité qui, bien qu'indépendante de l'affection du larynx, est extrêmement intéressante au point de vue des conséquences de certains traitements appliqués dans les maladies de cet organe : M. de C. *est d'une teinte bleue extrêmement marquée*. Aussi la première impression qu'il m'a produite et qu'il m'a dit avoir produit à plusieurs autres médecins, c'est qu'il est atteint d'épilepsie et qu'il a subi un traitement interne au nitrate d'argent. Il n'en est rien cependant. M. de C. n'a jamais pris de doses quelconques de nitrate d'argent à l'intérieur; mais pendant plusieurs années on lui a fait des cautérisations laryngées au nitrate d'argent. Les cautérisations ayant été faites par un médecin spécialiste qui a une grande habitude du laryngoscope, il est inadmissible que le pinceau imbibé du liquide caustique ait porté ailleurs que sur le larynx.

Ce fait est donc intéressant au point de vue de l'absorption qui a eu lieu par les voies respiratoires supérieures.

La teinte bleue est très-interne et existe à peu près sur toute la surface du corps, mais surtout sur les parties exposées à l'air (figure et mains). Les sillons de la face semblent être badigeonnés *à l'encre bleue*. Les ongles sont d'une teinte encore plus foncée.

Le soir surtout, à la lumière artificielle, le teint du malade a quelque chose d'extrêmement étrange. Les gencives ont cependant gardé leur coloration normale, mais l'arrière-gorge est littéralement *noire*, de même que toutes les parties qui constituent le vestibule du larynx; les cordes vocales ont une teinte blanc bleuâtre.

La corde vocale inférieure droite offre deux petits polypes de la grosseur d'un petit pois, l'un au niveau de l'attache antérieure et l'autre à peu près à la partie moyenne de ce ligament; les deux polypes sont blanchâtres, et semblent de nature fibreuse.

La corde vocale gauche est sinueuse sur son bord libre, comme si elle avait eu des ulcérations multiples qui se seraient cicatrisées. Le ligament thyro-aryténoïdien supérieur gauche est hypertrophié et recouvre dans sa projection le ligament inférieur qu'il empêche probablement de vibrer. La dysphonie est due par conséquent en partie à la lésion organique des vraies cordes vocales, mais en partie aussi à l'augmentation de volume de la fausse corde vocale du côté gauche.

Des cautérisations avec l'acide acétique cristallisé (partie égale d'eau et d'acide) ont amené une amélioration notable dans l'état de M. de C. — Sa voix est plus libre, mais je doute qu'il puisse jamais guérir complétement.

A cette occasion, je ferai remarquer que j'ai obtenu à plusieurs reprises de bons effets des cautérisations des polypes du larynx avec la solution d'acide acétique. Je préfère dans beaucoup de cas cet agent au nitrate d'argent sur lequel il a aussi l'avantage d'être complétement innocent. Entre autres inconvénients, le nitrate d'argent a aussi celui de donner quelquefois des entéralgies extrêmement violentes. Dans un cas après l'expuition de la membrane blanche qui se forme dans le larynx à a suite de la cautérisation au nitrate d'argent (solution concentrée), j'ai vu survenir une hémorrhagie qui se renouvela *tous les jours* pendant plusieurs semaines et qui m'inspira à la longue des craintes sérieuses qui ne furent que trop justifiées par la mort du malade, produite par épuisement. Il est vrai qu'il s'agissait d'un cancer du larynx, comme j'ai pu le constater à la fin; mais il n'en est pas moins certain que si, dès la première fois que je vis le malade et que je constatai une tumeur dans la cavité du larynx sans pouvoir en déterminer la nature, j'avais employé un caustique acide, au lieu d'employer le nitrate d'argent, l'hémorrhagie ne serait pas survenue si tôt et je ne me serais pas exposé à une responsabilité vis-à-vis de la famille qui, ne connaissant pas la nature du mal, ne voyait que la coïncidence entre le traitement et les accidents.

J'allègue ce fait comme celui de M. de C... et comme d'autres que je me réserve de publier, contre la tendance immodérée qu'ont beaucoup de médecins à faire constamment les cautérisations du larynx avec le nitrate d'argent. — D'autres substances, et elles sont nombreuses, offrent les mêmes avantages que le sel d'argent et n'ont pas les inconvénients qu'il est impossible de ne pas reconnaître à ce sel.

Je l'ai employé très-fréquemment, surtout dans les végétations du larynx et j'en fais actuellement un usage très-modéré.

OBSERVATION XLII.

Enrouement datant de treize ans sans autre trouble. — L'examen laryngoscopique fait reconnaître un polype pédiculé derrière l'attache antérieure des cordes vocales. — Le traitement n'a pas été réclamé. (Observation tirée de l'ouvrage de M. Lewin, p. 258, et traduite de l'allemand par M. Krishaber.)

M. R. docteur en médecine, âgé de 25 ans, est assez robuste, d'un tempérament nerveux et appartenant à une famille où n'existe aucun antécédent diathésique.

Dans sa treizième année, après s'être refroidi (les circonstances particulières restent inconnues), il survint un enrouement qui augmenta graduellement d'intensité jusqu'à ce qu'il soit arrivé au degré actuel ; l'enrouement est ensuite resté à ce degré sans augmenter davantage. Le timbre de la voix est sourd, rauque, se rapprochant de celui si connu des buveurs de bière. L'examen laryngoscopique permet de constater l'état suivant :

Au voile du palais, arborescence de veines très-dilatées, surtout au-dessus de la luette; sur le pilier postérieur gauche, on aperçoit des taches d'un blanc jaunâtre de la grosseur d'une tête d'épingle. La muqueuse des piliers est un peu ramollie ; sur la paroi postérieure du pharynx, en face de l'isthme du gosier, on voit des follicules hypertrophiés très-nombreux, de couleur blanche jaunâtre ; quelques-uns d'entre eux sont exulcérés et offrent des bords saillants. L'épiglotte est normale ; la muqueuse du cartilage aryténoïde est un peu gonflée ; les cartilages de Santorin sont peu marqués; les ligaments aryténo-épiglottiques sont très-développés et épaissis; les vraies cordes vocales sont larges et normales : elles ne ferment pas complétement, et laissent derrière elles une fente plus large qu'à l'état normal. Au niveau du tiers supérieur de cette fente, on aperçoit *un corps rouge, charnu, qu'on reconnaît, pendant l'écartement des cordes vocales, pour un polype pédiculé de forme ovale et allongée.* Sa longueur est environ de 4 millimètres, sa largeur, de 3 mil. dans le plus grand diamètre. On ne peut pas juger très-exactement du point d'insertion du polype, mais il s'attache très-probablement à la paroi antérieure du larynx, immédiatement derrière l'insertion antérieure des cordes vocales. Il est possible cependant qu'il s'insère sur la partie la plus élevée du bord interne de la corde vocale gauche car il paraît s'appuyer un peu plus sur celle-ci que sur celle du côté droit. Dans toutes ces investigations, le polype est vu couvert de mucosités et subit les oscillations du passage de la colonne d'air pendant la respiration.

L'enrouement est dû par conséquent à la présence de ce polype qui, en s'accolant à la corde vocale correspondante, empêche ses vibrations.

Le malade désire se soumettre ultérieurement à un traitement local, mais jusqu'ici il n'a rien fait.

OBSERVATION XLIII.

Ablation d'une tumeur polypeuse du larynx diagnostiquée à l'aide du laryngoscope ; par J. Walker, M.-B., à Péterborough. (Observation tirée du journal *the Lancet*, t. II, p. 444, et traduite par M. Colas, interne des hôpitaux de Paris.)

Richard P., âgé de 14 ans, ouvrier de la grande compagnie du chemin de fer du Nord à Péterborough, se présente à moi pour la première fois en août 1861 ; il a l'air tout anxieux, sa face est pâle et baignée de sueur, les lèvres sont cyanosées, les pupilles légèrement rétrécies et les mains extrêmement froides; il respire avec la plus grande difficulté, tous les muscles entrent convulsivement en action et chaque inspiration s'accompagne d'un bruit intense qui a son siége dans le larynx; le moindre courant d'air sur la figure suspend les mouvements respiratoires et cause un malaise incroyable; le pouls est fréquent et petit, en somme les apparences sont telles qu'avant d'entrer plus avant dans l'histoire de la maladie, je me procure la canule à trachéotomie pour me tenir prêt en cas de besoin. En poursuivant l'interrogatoire, j'appris que, depuis huit ou neuf ans, le jeune garçon a eu la voix enrouée et n'a jamais parlé dans les six dernières années qu'à voix basse ; depuis la même époque il avait l'haleine beaucoup plus courte que par le passé. Il y a dix-huit mois environ que les travaux, tant soit peu pénibles, ne lui sont plus possibles, la respiration devenant plus anxieuse par les moindres efforts. Il a renoncé à tout travail depuis six mois, et il y a trois mois qu'il ne peut même se promener ni prendre aucun exercice dans sa chambre ; son sommeil est si bruyant qu'on l'entend dans les maisons voisines ; son appétit est conservé, mais il s'affaiblit de jour en jour. Le malade appartient à une famille strumeuse et présente au cou des cicatrices d'ulcère scrofuleux. A différentes époques, il a reçu les soins de plusieurs médecins.

Il y a une semaine, il paraissait en danger aussi imminent qu'aujourd'hui. Un seul examen au laryngoscope a fait connaître la cause de la dyspnée : l'épiglotte et la partie supérieure du larynx sont normales à part un peu d'adème des replis aryténo-épiglottiques, mais sur la paroi antérieure du larynx, immédiatement au-dessus du point d'insertion antérieure de la corde vocale droite se trouve une tumeur polypeuse présentant une surface grenue, mûriforme, du volume de l'extrémité du petit doigt, longue de dix lignes environ, et qui semble jouer le rôle de soupape. A chaque respiration, cette masse va couvrir les bords de la glotte qu'elle obstruerait complétement si par son extrémité elle ne touchait assez légèrement l'orifice pour laisser en arrière une petite ouverture qui permet le passage de l'air.

Durant l'expiration, la tumeur est poussée en haut à tel point que la sortie de l'air n'est pas gênée. A la hauteur de la base de ce polype et, avec un siége identique, à gauche se trouve une petite masse de même nature de la grosseur d'un pois.

La nature de l'affection ayant été reconnue, je me décidai sur-le-champ à tout faire pour ne point avoir recours à la trachéotomie, et, bien que le cas parût urgent, il me semblait qu'il valait mieux courir les risques du délai que s'exposer aux conséquences de l'ouverture de la trachée.

Je conseillai donc certaines précautions qui convenaient en cet état pour calmer l'agitation du malade et j'écrivis à M. M. Weiss au sujet d'un instrument que je croyais propre à l'ablation de la tumeur.

14 *août*. — Comme la suffocation avait été imminente une ou deux fois pendant les deux derniers jours, je crus qu'il était bon d'adopter quelques mesures palliatives en attendant que l'instrument fût prêt. En conséquence, ce matin même, le tube du cautérisateur de Stork fut introduit à travers la glotte dans la trachée. Je fus surpris toutefois de constater qu'après son introduction, la respiration paraissait impossible.

L'ayant enlevé, je trouvai la cause dans ce fait que l'extrémité du polype s'était engagée dans l'intérieur du tube et l'avait complétement obstrué, et, en effet, une portion de la tumeur de la grosseur d'un pois avait été comme saisie, arrachée au moment de l'introduction et ramenée au dehors avec le tube.

Le résultat inattendu de cette petite opération était heureux à deux points de vue : en premier lieu, bien que la partie enlevée fût si petite que c'était à peine si l'on constatait quelque différence dans le calibre de l'ouverture de la glotte à sa partie postérieure, la respiration néanmoins était meilleure et les lèvres avaient une teinte plus rosée; en second lieu, la nature friable de la tumeur était reconnue; je jugeai, à ma grande satisfaction, qu'il était possible, en passant un fil d'argent autour de la tumeur à sa base et en le serrant, de la détacher et d'arriver à son ablation. Je me procurai donc près de M. M. Weiss une canule d'argent qui ressemble beaucoup à la canule double de Gooch, mais qui est plus longue et courbée presque à angle droit à l'une de ses extrémités. En passant une tige de fil métallique dans ce tube et en le ramenant de manière à faire une anse, nous avions un écraseur capable d'enlever les masses fibro-cellulaires dans lesquelles l'élément celluleux prédomine.

18 *août*. — Le malade accuse une amélioration sensible depuis l'extraction de cette parcelle de la tumeur à l'aide de la canule : sa mère compare son état à celui *d'un mort qui est revenu à la vie*. Le plaçant à la lumière et ménageant à l'extrémité de la canule une anse de fil assez large pour laisser passer une pièce de 4 penny (a fourpennypièce), puis observant au laryngoscope les mouvements de mon instrument, plusieurs fois je pus glisser l'anse jusqu'à l'orifice glottique sans toucher aucune autre partie du larynx; mais au moment où j'atteignis le point malade, essayant d'entourer d'un nœud la base du polype, je provoquai des envies de vomir et conséquemment mes tentatives échouèrent, puisque tout échappait à ma vue. A trois reprises cependant, je réussis à saisir le polype et chaque fois j'en enlevai une portion du volume d'un petit pois, ce qui soulageait immédiatement le malade, mais, comme la gorge devenait irritable, je me décidai à ne pas faire davantage. Après la première ablation, l'amélioration avait été sensible et, à la fin de la séance, le jeune garçon pouvait parcourir un certain espace avec l'aide d'une personne alors que dans les trois mois qui avaient précédé cette opération il lui était de toute impossibilité de marcher tant soit peu dans sa chambre.

19 *août*. — Retournant près de mon malade, j'appris qu'il avait parcouru un quart de mille (400 mètres) en dehors de sa maison et que la respiration ne s'accompagnait plus de murmure laryngé sans toutefois que la voix fût revenue. L'examen au laryngoscope montre que la plus grande des deux tumeurs, par suite des excisions, s'est affaissée au point d'être au même niveau que la plus petite, ce qui laisse la partie postérieure de la glotte complétement libre pour la respiration. Sa surface est recouverte d'un liquide qui semble purulent. Circonscrivant dans le nœud de mon écraseur une portion du polype, j'arrive à enlever toute la partie qui reste sauf la base assez large qui demeure seule, mais au lieu d'un seul fil que je regardai comme trop flexible, suivant les conseils de mon père, le docteur Walker, que j'ai consulté avec fruit dans le traitement de ce cas, je me servis d'une anse métallique faite de deux fils soigneusement tordus ensemble, laquelle anse tout en étant d'un maniement aussi facile possède juste le degré de rigidité nécessaire.

22 *août*. — Le malade continue à jouir d'une bonne santé générale, le pouls est plus plein, l'appétit est bon ; les joues sont colorées. Il va et vient dans sa maison et parcourt un demi-mille sans peine aucune. L'huile de foie de morue est prescrite.

24 *août*. — L'examen au laryngoscope montre les mêmes résultats

qu'au 19 août, sauf qu'il n'y a pas de sécrétion à la base de la tumeur.

26 *août.* — Le crayon au nitrate d'argent est appliqué sur la base du polype.

30 *août.* — Réapplication du nitrate d'argent.

La santé du jeune garçon est telle qu'il désire reprendre ses travaux, il se remet donc au travail, et vient de temps en temps se faire examiner et cautériser. Je ne sais combien durera le soulagement apporté par l'opération ; mais, s'il y avait récidive, je n'ai pas le moindre doute qu'avec l'expérience que m'a donnée le traitement de ce cas, je ne sois à même d'enlever la tumeur plus complétement en une seule séance que je ne l'ai fait jusqu'ici; toutefois je pense qu'il y a lieu d'espérer une cure radicale en raison du changement qui s'est opéré dans l'état de la santé après l'application répétée du caustique. A présent le malade est aussi bien qu'il n'a jamais été, il peut travailler comme les autres garçons de son âge. Sans le laryngoscope il eût été impossible de faire le diagnostic et un traitement convenable et les cas analogues sont, je pense, beaucoup plus communs qu'on ne suppose.

J'ai vu un cas semblable, bien qu'avec des symptômes moins inquiétants, à Vienne, et Czermak, Stork, et d'autres en ont observé et en citent plusieurs exemples.

Ces polypes ne sont pas de la même nature que ceux que l'on trouve habituellement dans le nez; malheureusement les parcelles qui ont été enlevées et que j'avais recueillies pour l'examen microscopique ont été égarées.

20 *octobre.* — Depuis le moment où j'écris ce qui précède, je n'ai vu que fort peu mon malade, car il travaille de 6 h. du matin à 8h 1/2 du soir; il est toutefois très-enroué et, après un grand exercice, sa respiration est sifflante.

OBSERVATION XLIV.

Extraite de la clinique des maladies du larynx et de la trachée, par Louis Türck, professeur à la Faculté de Vienne, et traduite de l'allemand par M. le docteur Krishaber.

Maria K., âgée de 30 ans, reçue en 1858 dans mon service comme atteinte de fièvre typhoïde, *est aphone depuis son enfance.* — L'examen laryngoscopique fait pendant la convalescence m'a permis de reconnaître sur toute la longueur des deux cordes vocales des végétations en forme de crête de coq et de verrue.

OBSERVATION XLV (1).

Polypes laryngiens. — Trachéotomie. — Guérison. (Observation publiée par le docteur Gilewski, de Cracovie, dans le *Wiener med. Wochenschr.*, juin et juillet, et analysée dans l'*Union médicale* de 1865, p. 612, n° 155.)

Chez une jeune fille de seize ans, ayant depuis plusieurs mois une voix rauque, enrouée, et du ronflement surtout la nuit, le docteur Gilewski découvrit, à l'angle antérieur de la glotte, trois excroissances polypeuses mucoso-charnues, grosses comme des pois. Dans l'impossibilité d'y appliquer des ligatures pour les exciser, il soumit la malade à l'anesthésie, et, au mois de décembre dernier, à la trachéotomie du premier et du deuxième anneau seulement.

Il exécuta ensuite la division du cartilage cricoïde et de la membrane crico-thyroïdienne jusqu'au bord inférieur du cartilage thyroïde. Il découvrit aussitôt les excroissances polypeuses qui semblaient flétries, pâles, diminuées de volume et comme revenues sur elles-mêmes. Il en pratiqua facilement l'excision avec des ciseaux. Une syncope fut le seul accident de cette opération. La réunion ne fut pas immédiate ; la suppuration commença dès le quatrième jour, et la cicatrisation ne fut complète qu'à la troisième semaine.

A part quelques difficultés dans la déglutition, il ne survint aucune complication. A mesure que l'ouverture du larynx se fermait, se cicatrisait, la voix devenait plus distincte, et elle avait regagné toute sa force et sa clarté primitive trois mois après l'opération.

OBSERVATION XLVI.

Polypes du larynx, datant de l'enfance, opérés avec succès par le galvanocautère à l'âge de soixante ans. (Observation tirée d'un Mémoire de M. Rodolphe Voltolini (2), professeur particulier à la Faculté de Breslau, et traduite par M. le docteur Krishaber.)

M. Apolheker K., âgé de soixante ans, est atteint depuis son enfance de maux de gorge accompagnés d'aphonie intermittente.

Depuis environ vingt ans, sa voix a perdu son timbre normal ; elle est par instants voilée, claire d'autres fois. Le malade est d'ailleurs bien portant et ne se plaint que de diverses sensations anormales à la gorge.

(1) Nous reproduisons cette observation dans ce recueil parce qu'il nous paraît à peu près certain que les excroissances dont il y est question remontent à l'enfance.

2. Voltolini, Dr H. Rud., à Breslau. *Die Anwendung der Galvanokaustik mi-m Innern des Kehlkopfes und Schlundkopfes, nebst einer Kurzen Anlei tungzur laryngoskopie und Rhinoskopie.* Avec 19 gravures gr. 8, 1867.

A l'inspection laryngoscopique, on trouve, au niveau de l'attache antérieure des vraies cordes vocales, un peu au-dessous, là où on observe ordinairement un petit repli de la muqueuse, on trouve, dis-je, un petit polype pyriforme qui a environ deux lignes de longueur sur une ligne de largeur.

Un second polype se trouve sur la corde vocale gauche, à la proximité de son attache postérieure ; il se présente sous forme d'une excroissance muqueuse (haütigen lappen), de même grandeur que le premier polype, mais celui-ci, attaché par une large base au bord libre de la córde vocale, se déplace facilement dans le sens vertical ; quelquefois il s'était accolé intimement, par les mucosités, à la corde vocale, et on aurait dit alors qu'il avait disparu ; ce polype se prolongeait depuis sa base jusqu'à trois lignes en avant en forme d'épaississement.

Les deux polypes avaient une coloration blanc jaunâtre comme les cordes vocales, et cette identité de coloration permettait à elle seule de conclure qu'ils étaient de très-ancienne date. En faveur de cette supposition militait aussi, comme j'ai pu le constater plus tard, leur connexion très-intime avec la corde vocale.

Il m'a été possible d'enlever le premier des deux polypes au moyen d'une lame de couteau (polypotome), après les premières séances.

Le second polype offrait des difficultés pour la section, à cause de sa consistance et à cause aussi de son intime adhérence à la corde vocale.

Il eût été trop long de l'enlever par les cautérisations au nitrate d'argent, et, d'une autre part, la mobilité des cordes vocales aurait exposé celle qui était saine à la cautérisation. Je résolus donc de l'enlever à l'aide d'un fil en forme d'anse, par lequel je faisais passer un courant galvanique.

M. le professeur Middeldorpf, après avoir vu le polype, a exprimé ses doutes sur la possibilité d'une réussite, le polype étant très-petit, et sa base étant très-large ; j'espérais cependant réussir à cause de la forme de la tumeur.

En la présence de M. le docteur Biefel, médecin principal de l'armée, et de M. Reichelt, je fis un nombre considérable d'essais à la lumière artificielle et à la lumière solaire, mais une autre difficulté pour saisir le polype, consistait dans son implantation à gauche, car, devant me servir de la main droite, mon instrument même me cachait la tumeur. J'essayai d'abord de me servir de la main gauche, mais je n'y parvins pas ; je donnai alors à l'anse qui terminait mon instrument, une direction qui me permît de la placer parallèle à la corde. De cette façon je parvins à appliquer l'anse sur la tumeur, mais là je rencontrai une nouvelle difficulté : le malade, bien qu'il supportât parfaitement l'application de l'anse, ne supportait pas l'étranglement de celle-ci ; chaque fois que je saisissais le polype, il survenait un mouvement réflexe violent ; les cordes vocales entraient en mouvement, et le polype échappait à l'anse.

Ces essais ont été répétés plusieurs fois sans succès. Une fois même, pensant saisir la tumeur, j'ai fait ouvrir par le docteur Reichelt le courant et je ne suis pas parvenu à cautériser la tumeur; il s'ensuivit même une légère cautérisation de la corde vocale, ce qui cependant n'entraîna pas d'autres inconvénients.

Tous ces essais infructueux me conduisirent à imaginer un instrument qui était fait de façon à ce que l'anse ne se formait qu'au moment même où le polype était saisi: et, c'est cet instrument qui m'a amené à faire ma pince laryngée à galvano-cautère.

J'ai pu, de cette façon, saisir la tumeur en donnant à l'anse la forme d'un cœur et en l'introduisant de la façon que j'ai indiquée. Les deux fils conducteurs étaient attachés à l'instrument, mais un seul des deux communiquait avec l'appareil électrique et l'autre était dirigé par M. Reichelt.

J'introduisais donc *l'anse froide* dans le larynx, je saisissais la base du polype, et à ce moment, M. Reichelt, sur mon commandement, fermait le courant.

En une seule séance (9 janvier 1866), le polype a été si heureusement cautérisé que le lendemain, le touchant à peine avec le polypotome, il se détacha. Il restait une petite partie de la tumeur que j'enlevai plus tard avec le nitrate d'argent. Je procédai ensuite à la cautérisation du prolongement induré du polype, je le touchai plusieurs fois avec l'anse et ensuite avec le nitrate d'argent.

La voix du malade est redevenue presque normale et même l'induration, dont il a été question, est à peine visible.

EXPLICATION DES PLANCHES.

PLANCHE I.

FIG. 1. Polype *congénital* du larynx, que nous avons observé à l'hôpital Sainte-Eugénie (service de M. Tiboulet), chez une petite fille de deux ans et demi (Obs. x). — 1. Épiglotte. — 2 et 3. Petites plaques d'épithéliome en voie de développement. — 4. Incision de la trachéotomie. — 5. Épithéliome papilliforme inséré par une large base, allongée d'avant en arrière, sur toute l'étendue de la corde vocale inférieure gauche et sur la muqueuse un peu au-dessous, fermant en grande partie le ventricule du larynx. — 6. Ventricule droit. — 7. Ventricule gauche.

FIG. 2 (Obs. XXXIII). *Excroissance en forme de grappe de raisin*, observée sur un larynx d'un garçon de dix ans, par M. Siémon Dawosky, médecin à Celle (Hanovre). Cette observation est insérée dans le journal de Hufeland et accompagnée d'une figure (année 1835, vol. LXXX, 2e partie, p. 78). Ces végétations obstruaient complétement la cavité laryngienne; la plus grande masse se trouvait implantée sur la surface postérieure de la base de l'épiglotte; deux d'entre elles, situées plus bas, à la surface interne de la paroi antérieure du larynx, se distinguaient des autres en ce qu'elles étaient plus longues et affectaient la forme d'un réseau; leur consistance était quasi cartilagineuse. Le larynx est maintenu ouvert, par sa face postérieure, à l'aide d'une tige rigide.

PLANCHE II.

FIG. 1. Examen microscopique du polype congénital (Obs. x), représenté Pl. I, fig. 1. Cette figure montre une saillie conique, papilliforme, constituée par une agglomération de cellules épithéliales pavimenteuses. = *a*, *b*, *c*. Ces mêmes cellules (épithéliales pavimenteuses) vues isolément.

FIG. 2. Polype *congénital* du larynx chez une petite fille morte de suffocation à l'âge d'un an (Obs. VIII). Ce polype a été observé par M. le Dr A. Dufour de Paris qui en a fait prendre un dessin très-exact (1).

FIG. 3. Coupe de ce même polype, trois fois plus grosse que nature.

FIG. 4. (Obs. XXXI). Polype du larynx observé chez un garçon de neuf ans et conservé au musée d'anatomie de la Faculté de médecine de Strasbourg

1. Je remercie M. le Dr A. Dufour de l'obligeance qu'il a eue pour moi en me confiant ce dessin et aussi en mettant à ma disposition plusieurs documents importants qui ont facilité mes recherches bibliographiques.

(n° 1630 *a*). Ce polype est fixé au moyen d'un pédicule au ligament inférieur gauche de la glotte. Cette excroissance, engagée, par suite de son développement successif, dans la fente glottique, a fait périr le malade par suffocation. Ce polype est reproduit dans l'atlas de M. Ehrmann (Pl. I, fig. 2), où il a été dessiné par M. Ernest Hamy.

PLANCHE III.

FIG. 1. Polype du larynx trouvé à l'autopsie d'un enfant de quatre ans et demi par mon collègue M. Anger. L'enfant est mort des suites d'une coqueluche dans le service de M. Sée (hôpital des Enfants-Malades), le 10 juillet 1861 (Obs. XXIV).

FIG. 2. Le même polype détaché et grossi afin de mieux voir sa configuration extérieure.

FIG. 3. Polype fibreux du larynx vu par Green de New-York pendant les efforts de régurgitation provoqués par un abaissement forcé de la langue (Obs. XXIII), chez une jeune fille de dix ans.

FIG. 4. Le même polype après la section de son pédicule.

FIG. 5. Polype fibreux du larynx (chez un adulte), figuré par Ryland, et conservé au Musée d'anatomie du collége de Londres.

PLANCHE IV.

FIG. 1 Polype *congénital* du larynx, observé par le Dr Barker, médecin de l'hôpital Saint-Thomas, etc., chez un garçon de sept ans et demi (Obs. I).

FIG. 2. Tumeurs *congénitales* du larynx (Obs. IV), chez un enfant de deux ans, mort par asphyxie; la pièce pathologique est déposée au musée de Saint-Bartholomew's hospital, sous le n° 18, série 17. C'est une des plus belles préparations qui existent dans les musées de Londres.

FIG. 3. Tumeurs *congénitales* du larynx en forme de végétations verruqueuses chez un enfant de trois ans, mort de phthisie avec les symptômes du croup (Obs. V). La pièce pathologique qui représente les végétations du larynx de cet enfant est déposée au musée de l'hôpital Saint-Bartholome'ws, à Londres sous le n° 17, série 25 [1].

PLANCHE V.

Figures se rapportant à l'Obs. XIII (de M. Bruns de Tubingue.)

FIG. 1. Tumeur papillaire arrachée du larynx d'un enfant de quatre ans (vue antérieure).

FIG. 2. La même vue par derrière.

FIG. 2'. Aspect du larynx en octobre 1863.

FIG. 3. Aspect de la glotte en juillet 1864, à l'état de repos.

FIG. 4. Aspect de la glotte dans une forte inspiration.

1. Je dois à l'obligeance de M. le Dr Beigel, médecin à Londres, ce dessin et celui de la figure 2 (Pl. IV).

Fig. 5. Aspect de la glotte en octobre 1864.

Fig. 6. Aspect de la glotte au commencement de février 1865; on aperçoit les productions papillaires des cordes vocales supérieures séparées par une ligne étroite des masses papillaires qui font saillie hors des ventricules; tout à fait au fond, derrière la masse papillaire qui prend naissance à la face postérieure de la glotte, on aperçoit l'extrémité interne de la canule d'argent introduite par la plaie du cou.

Fig. 7. Aspect de la glotte vers le milieu de janvier 1865.

Figures se rapportant à l'Observation XXXII (de M. Bruns de Tubingue; vues laryngoscopiques).

Fig. 8. Tumeur à large base du ventricule gauche faisant saillie dans la glotte jusqu'au-dessus de la corde vocale gauche.

Fig. 9. La même entraînée en haut au moment d'une forte inspiration.

Fig. 10. La partie inférieure de la tumeur a été enlevée, et on voit la coloration rouge foncée de la surface de section dans la masse du polype.

Fig. 11. Aspect de la glotte après la seconde opération; on ne voit qu'une petite portion de la tumeur qui faisait saillie hors du ventricule gauche.

Fig. 12. Aspect de la glotte au moment où les cordes vocales sont rapprochées.

Parent, imprimeur de la Faculté de médecine, rue Monsieur-le-Prince, 31

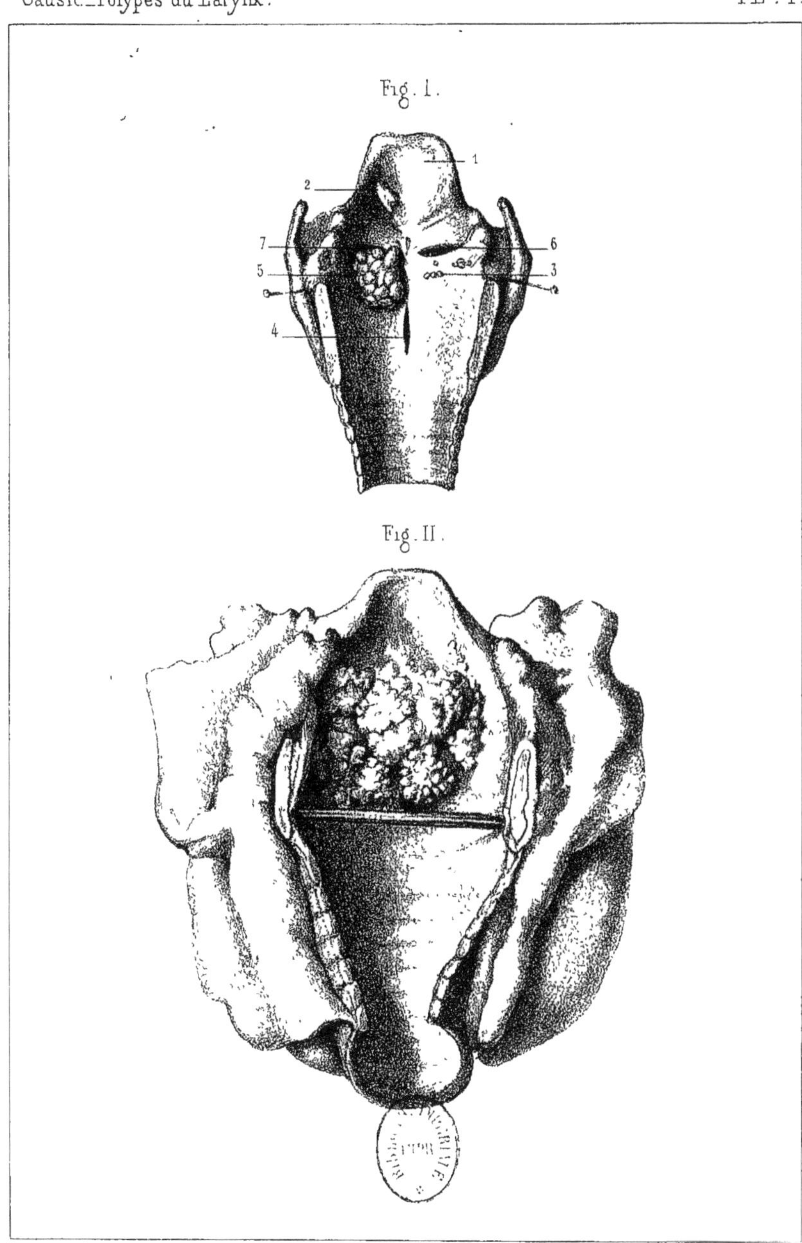

Imp Becquet à Paris

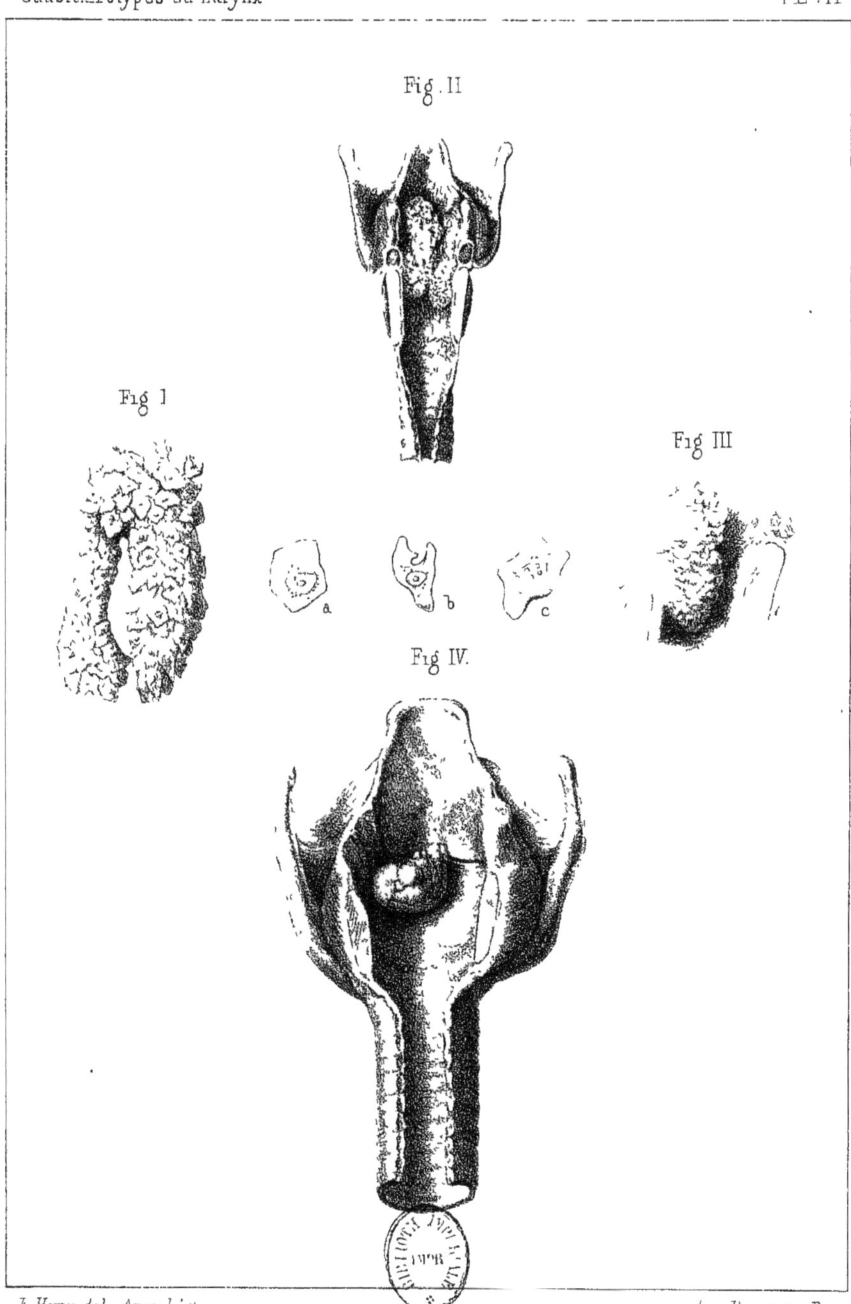

E. Hamy del. Arnoul lith. Imp. Becquet à Paris

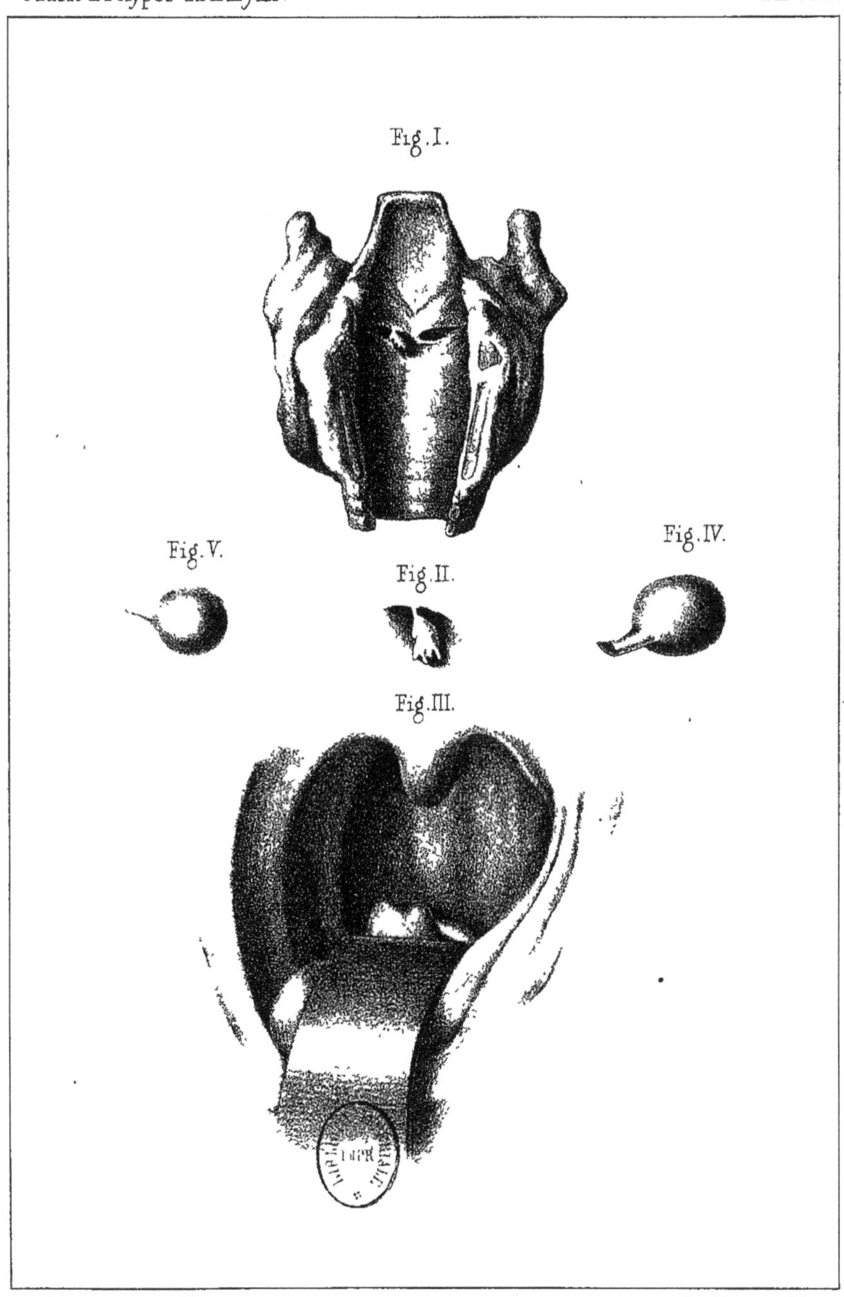

E Hamy del Arnoul lith. Imp Becquet à Paris

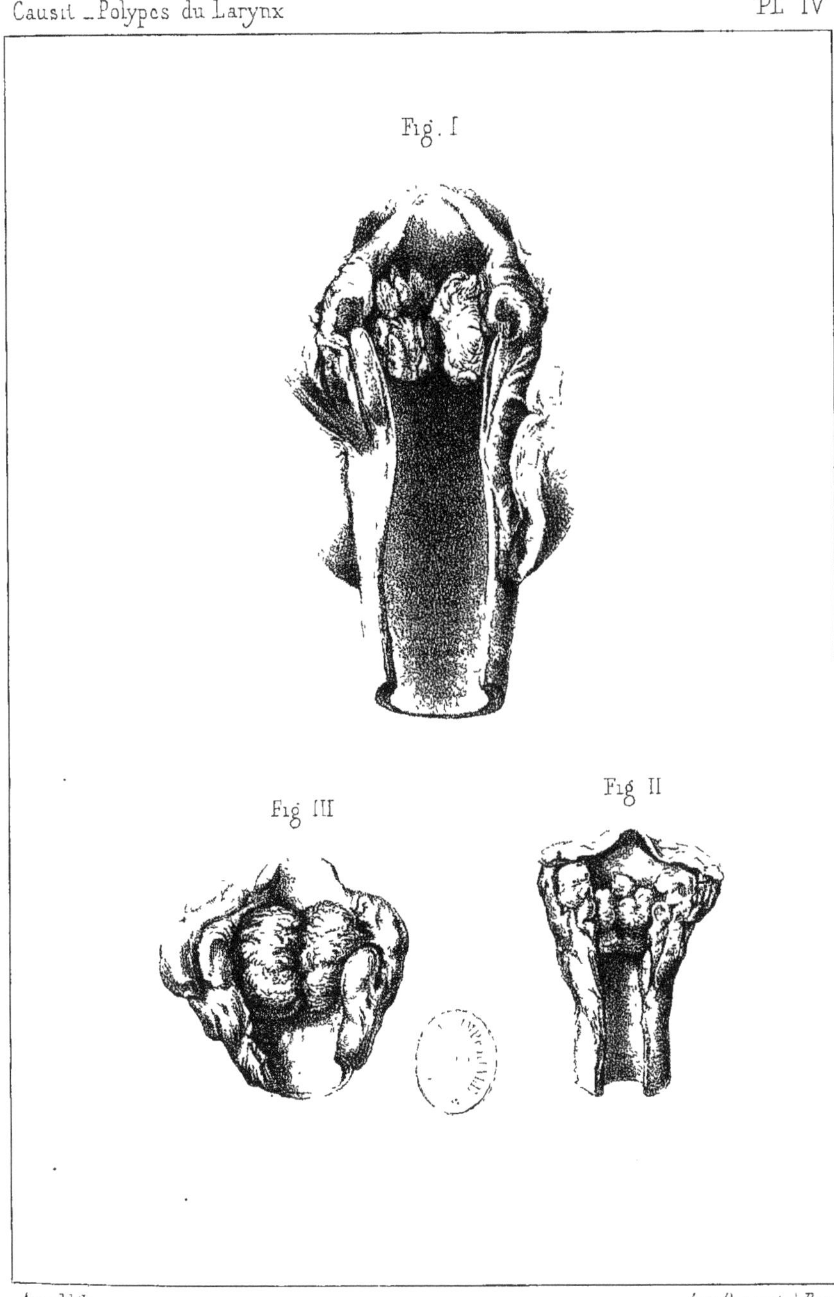

Arnoul lith. Imp. Becquet à Paris

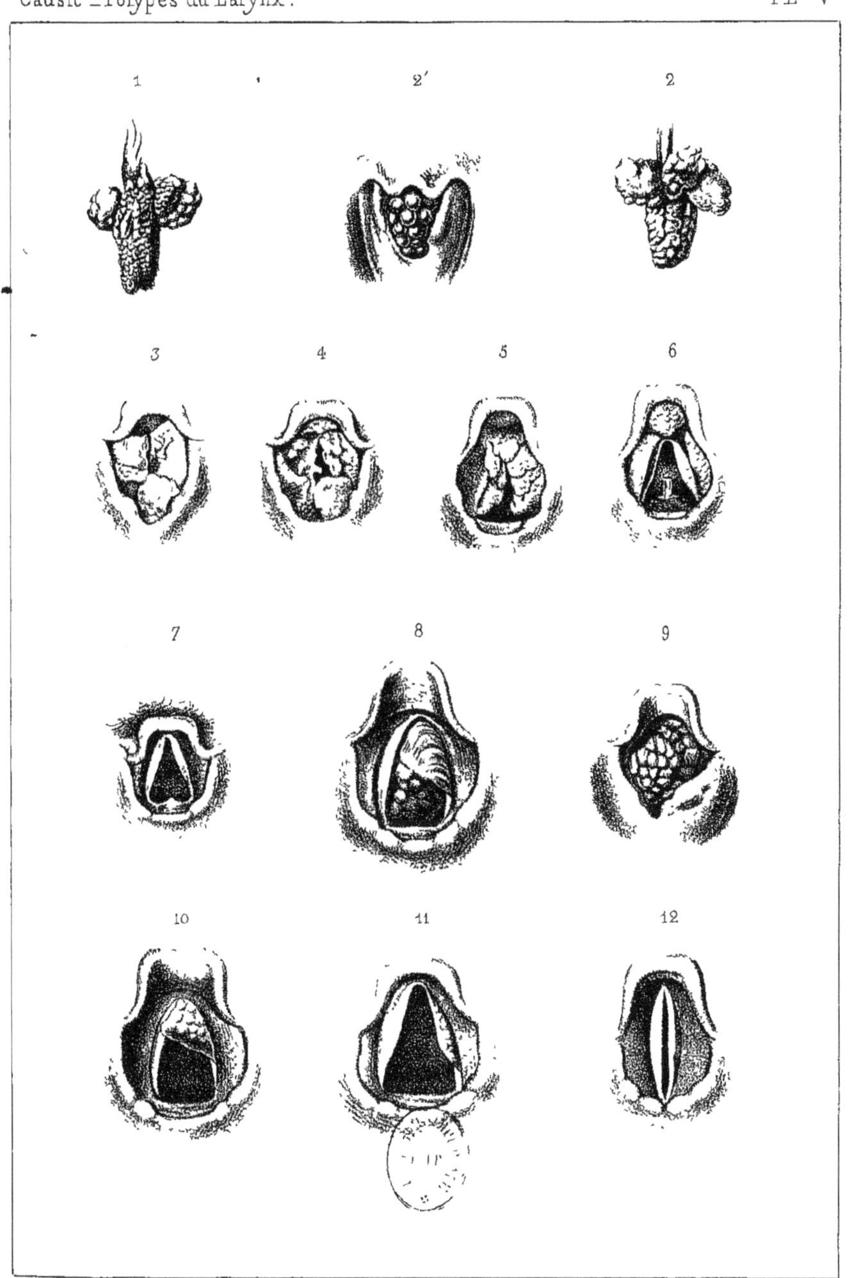

J. Fritz del. Arnoul lith.

Imp. Becquet à Paris

AXENFELD. **Des névroses**, 1863, 1 vol. in-8 de 670 pages, extrait de la *Pathologie médicale* du professeur Requin. 7 fr.

BARTHEZ et RILLIET. **Traité clinique et pratique des maladies des enfants.** 1861, 2e édition refondue, 2e tirage, 3 vol. in-8. 25 fr.

BECQUEREL. **Traité clinique des maladies de l'utérus et de ses annexes**, par L. A. Becquerel, médecin de l'hôpital de la Pitié, professeur agrégé à la Faculté de médecine de Paris, etc. 1859, 2 vol. in-8 de 1061 pages, avec un atlas de 18 pl. (dont 5 coloriées) représentant 44 figures. 20 fr.

BÉRAUD (B. J.). **Atlas complet d'anatomie chirurgicale** topographique, pouvant servir de complément à tous les ouvrages d'anatomie chirurgicale, composé de 109 planches représentant plus de 200 figures dessinées d'après nature, par M. Bion, et avec texte explicatif.

Prix : fig. noires, relié. 60 fr.
— fig. coloriées, relié. 120 fr.

BERNARD (Claude). **Leçons sur les propriétés des tissus vivants** faites à la Sorbonne, rédigées par M. Émile Alglave, avec 94 fig. dans le texte 1866, 1 vol. in-8. 8 fr.

BOUCHUT et DESPRÈS. **Dictionnaire de thérapeutique médicale et chirurgicale**, comprenant le résumé de la médecine et de la chirurgie, les indications thérapeutiques de chaque maladie, la médecine opératoire, la matière médicale, les eaux minérales et un choix de formules thérapeutiques, par E. Bouchut et A. Després, 1867, 1 vol. grand in-8 de 1600 pages à deux colonnes, avec 600 fig. intercalées dans le texte. 23 fr.

DAMASCHINO. **Des différentes formes de la pneumonie chez les enfants.** 1 vol. in-8. 3 fr. 50

GARNIER. **Dictionnaire annuel des progrès des sciences et institutions médicales**, suite et complément de tous les dictionnaires, précédé d'une introduction par M. le Dr Amédée Latour, 1 vol. in-18 de 500 pages.

Prix de la 1re année 1864. 5 fr.
— 2e année 1865. 6 fr.
3e 3e année 1866. 6 fr.

GINTRAC (E.). **Cours théorique et clinique de pathologie interne et de thérapie médicale.** 1853-1859, 5 vol. grand in-8. 25 fr.
— Les tomes IV et V se vendent séparément. 14 fr.

GIRAUD-TEULON. **De l'œil**, notions élémentaires sur la fonction de la vue et ses anomalies. 1867, 1 vol. in-18 avec figures. 2 fr.

HÉRARD et CORNIL, **De la phthisie pulmonaire**, étude anatomo-pathologique et clinique. 1867, 1 vol. in-8, avec figures dans le texte et planches coloriées. 20 fr.

NIÉMEYER. **Éléments de pathologie interne et de thérapeutique**, traduit de l'allemand par MM. Culmann et Sengel (de Forbach), annotés par M. Cornil, et précédés d'une introduction par M. le professeur Béhier. 1865-1866, 2 vol. grand in-8. 30 fr.

VIRCHOW. **Pathologie des tumeurs**, cours professé à l'Université de Berlin, traduit de l'allemand par le Dr P. Aronssohn. 1867, t I, 1 vol. gr. in-8 avec 106 figures intercalées dans le texte. 12 fr.

VULPIAN. **Leçons de physiologie générale et comparée du système nerveux** faites au Muséum d'histoire naturelle, recueillies et rédigées par M. Ernest Brémond. 1866, 1 fort vol. in-8. 10 fr.

A. PARENT, imprimeur de la Faculté de Médecine, rue Mr-le-Prince, 31.

www.ingramcontent.com/pod-product-compliance
Ingram Content Group UK Ltd.
Pitfield, Milton Keynes, MK11 3LW, UK
UKHW020557180726
13838UKWH00001B/301